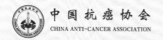
中国抗癌协会
CHINA ANTI-CANCER ASSOCIATION

骨肿瘤

中国肿瘤整合诊治指南（CACA）

CACA GUIDELINES FOR HOLISTIC INTEGRATIVE MANAGEMENT OF CANCER

2022

丛书主编 ◎ 樊代明

主　编 ◎ 郭 卫

U0244968

天津出版传媒集团

天津科学技术出版社

图书在版编目(CIP)数据

中国肿瘤整合诊治指南. 骨肿瘤. 2022 / 樊代明丛书主编；郭卫主编. —— 天津：天津科学技术出版社，2022.6

ISBN 978-7-5742-0123-1

Ⅰ.①中… Ⅱ.①樊… ②郭… Ⅲ.①骨肿瘤—诊疗—指南 Ⅳ.①R73-62

中国版本图书馆 CIP 数据核字(2022)第 104719 号

中国肿瘤整合诊治指南. 骨肿瘤. 2022
ZHONGGUO ZHONGLIU ZHENGHE ZHENZHI ZHINAN.
GUZHONGLIU.2022

策划编辑：方　艳
责任编辑：张建锋
责任印制：兰　毅

出　　版：天津出版传媒集团
　　　　　天津科学技术出版社
地　　址：天津市西康路35号
邮　　编：300051
电　　话：(022)23332390
网　　址：www.tjkjcbs.com.cn
发　　行：新华书店经销
印　　刷：天津中图印刷科技有限公司

开本 787×1092　1/32　印张7.125　字数130 000
2022年6月第1版第1次印刷
定价：74.00元

目录

第一篇 骨肉瘤

第四篇 尤文肉瘤

骨
肿
瘤

第一篇　骨肉瘤

— 第一章 —

流行病学

第一节　临床特点

骨肉瘤（Osteosarcoma，OS）是儿童及年轻患者最常见的原发性恶性肿瘤。中位发病年龄为20岁。65岁以上的OS常继发于Paget病。

OS主要有髓内、表面、骨外三种亚型。髓内高级别OS是经典病理类型，约占全部OS的80%。最常见的病变部位为生长活跃的股骨远端、胫骨近端的干骺端。低级别髓内OS占全部OS不到2%，发病部位与经典OS类似。皮质旁和骨膜OS发生于皮质旁或皮质表面。皮质旁OS为低度恶性，约占全部OS的5%。最常见的部位为股骨远端后方，肿瘤很少发生转移。24%~43%的低级别骨旁OS可能转变为高级别肉瘤。骨膜OS为中度恶性肿瘤，好发于股骨及胫骨。骨表面高级别OS十分罕见，占骨表面OS的10%。

疼痛及肿胀是OS早期最常见的症状。疼痛最初多为间断性，常与生长痛混淆，因而导致确诊较晚。OS可通过血行播散，最常见的转移部位为肺。

以TP53基因突变为特征的Li-Fraumeni综合征患者发生OS的风险较高。有视网膜母细胞瘤病史的患者，OS是最常见的继发恶性肿瘤，这类患者的特征是视网膜母细胞瘤基因RB1突变。OS患病风险的增高还与其他一系列遗传倾向综合征相关。OS是最常见的放射诱导的骨起源恶性肿瘤。

多药方案的新辅助化疗和其他辅助治疗措施使OS患者预后得到了改善。通过目前的整合治疗，约2/3的OS患者能够治愈，保肢率达90%~95%。

第二节　预后因素

肿瘤部位、大小、年龄、出现转移、转移灶部位、化疗效果、手术类型、外科边界是肢体及躯干OS的主要预后因素。应用COSS方案治疗的1702例躯干或肢体OS随访研究表明，年龄、部位、转移是影响预后的因素。在肢体OS中，除上述因素外，就诊时瘤体大小及肢体部位不同对预后有显著影响。在多因素分析中，除年龄外其他因素均影响预后，其中手术切除边界及化疗反应是关键预后因素。一项4838例OS新辅助化疗荟萃分析表明，女性患者接受化疗后的肿瘤坏死率较高，总体生存率较高，儿童患者较青少年及成年患者疗效更好。一项联合3个欧洲OS协作组的随机对照研究，术前化疗疗效较好、部位位于肢体远端（膝关节、肘关节、踝关节周围）、女性患者的预后较好。此外，高BMI患者预后较差。

在出现转移的OS患者中，转移灶数目及可否彻底切除是影响预后的因素。对肺部有一个或少量可切除病灶的患者，其预后与无转移的患者接近。

血清碱性磷酸酶（ALP）、乳酸脱氢酶（LDH）水平升高为影响OS的预后因素。一项包括1421例肢体OS研究中，Bacci等报道有转移者LDH水平较无转移者高（36.6% vs. 18.8%；$P<0.0001$），五年无病生存率（DFS）亦与LDH水平相关（LDH升高者为39.5%，正常者为60%）。一项789例肢体OS患者的回顾性研究，Bacci等报道ALP水平对于无事件生存率（EFS）有显著影响。ALP水平升高4倍以上患者5年EFS为24%，而低于此水平的患者5年EFS为46%（$P<0.001$）。但在多因素预后分析中，血清LDH及ALP水平并未表现出显著性。

— 第二章 ————————————

预防及筛查

　　目前尚无证据支持OS相关的预防及筛查措施。疼痛是OS早期最常见症状，常与生长痛混淆，若出现同一部位反复疼痛或伴肿胀，应及时就诊骨肿瘤专科并行相应检查协助诊断。

— 第三章 —————————————————

诊断

第一节　辅助检查

OS除病史和体检外，应完善病变部位增强MRI和增强CT，胸部影像学主要为胸部CT，同时还应行PET/CT和/或全身骨扫描检查；发现转移灶，则行增强MRI和增强CT检查；LDH和ALP水平是常规检查。切开活检和穿刺活检（粗针）是骨与软组肿瘤两种诊断方法。切开活检是最准确的方法。可提供较多标本进行免疫组化或细胞遗传学检查。切开活检常需要在手术室接受全麻或局麻，特殊部位的切开活检还易造成局部血肿和肿瘤播散。在保证获取足够标本前提下，优先选择穿刺活检。穿刺活检可在局麻下进行，诊断准确率为88%~96%。随着影像学技术发展，影像学定位下的穿刺活检逐渐在诊断原发和继发骨肿瘤中得到应用。活检应在患者将会接受进一步治疗的医疗机构进行。活检后应妥善固定病变骨以防止病理骨折发生。活检实施对保肢手术非常重要，活检不当会影响预后。如果切开或穿刺活检的瘢痕组织在随后的肿瘤切除过程中未能一并切除，有导致肿瘤局部复发可能。穿刺活检导致肿瘤播散风险相对较低。在计划活检路径时，应保证活检切口或穿刺针道在后续计划切除的范围内。

第二节　病理学特点

OS是发生在骨内的恶性成骨性肿瘤，最重要特征是恶性肿瘤细胞直接成骨。OS包括低、中和高级别三型，低级别中心型OS和骨旁OS是低级别OS。骨膜OS是中级别OS。普通型OS、小细胞OS、毛细血管扩张型OS和骨表面高级别OS属于高级别恶性OS。OS可以是原发性的，也可继发于多种骨疾患，如骨Paget病、骨梗死、放疗后及其他骨病变等。

肉眼观察，经典型OS常位于长骨干骺端，体积较大，最大径可达5~10cm或以上，可局部或多处穿破皮质骨并在软组织内形成半球状或不规则肿块。典型OS切面呈灰白色，质硬有沙砾感或质地软并呈鱼肉状；富含软骨的区域呈灰白色透明样，局部可呈黏液样，出血和囊变。瘤组织可形成卫星结节，可发生同一骨内，也可跨关节存在，称为"跳跃"灶。

镜下观察OS组织学形态多样，肿瘤性成骨的判读是诊断关键。肿瘤性成骨偏嗜酸性着色，如出现矿化也可嗜碱性着色。瘤骨量可多可少，可呈编织状、花边状、细网状、斑片状、Paget骨病样等，肿瘤性软骨很常见。OS常呈浸润性生长方式，包围并浸润宿主骨小梁侵蚀髓腔组织生长，破坏正常骨的哈弗氏系统。OS的瘤细胞异型性及多形性常明显，可呈上皮样、浆细胞样、小细胞型、梭形细胞型等，但有时由于骨样基质围绕，瘤细胞小且看似正常。瘤细胞胞浆常嗜酸或透亮，坏死及病理学核分裂象易见。经典型OS最常见的亚型依次为成骨型（76%~80%）、成软骨型（10%~13%）和成纤维型（10%）。在Mayo ClinicOS病例统计中这三个亚型的发病比例为56%，20%和24%。新辅助化疗后OS常出现大片坏死、肉芽及纤维化，Huvos分级判读有助于预测预后。

免疫组化，经典型OS具有广泛的免疫组化表达谱，但诊断意义有限，常用抗体包括Osteocalcin，Osteonectin，Osteoprotegerin，RUNX2，FOS，Vim，S100，Actin，SMA，CK，CD99，SATB2，IMP3，MDM2，CDK4，Ki67、P53和P16等，其中免疫组化抗体SATB2是提示骨母细胞分化的抗体，比较敏感但缺乏特异性。部分OS亦可表达Keratin和EMA。MDM2和CDK4免疫组化抗体联合应用在低级别OS中有较好的敏感性和特异性，分子检测（FISH或PCR等方法）是必需的辅助手段。

分子病理，OS拥有高度不稳定且复杂的基因组，存在大量的结构变异，常短时间内爆发出现大量高频度和高密度基因异常，直接导致染色体碎裂和畸变等结构改变，这些以非整倍体不稳定形式存在的染色体是导致OS肿瘤内部和肿瘤间异质性的原因。胚系突变常见TP53和RB1，少见RECQ解旋酶基因。OS体细胞突变体现在数量和结构上的变化，而特异性点突变非常少。40%~50%的普通型OS6p12-p21会携带RUNX2，VEGFA，E2F3和CDC5，主要表现为重复扩增；45%~55%的经典型OS8q和17p会携带MYC基因。大约10%的普通型OS可检测到MDM2基因扩增，提示这部分病例可能为低级别OS发生去分化成为高级别OS。少部分OS病例还会出现包括FGFR1，IGF，CD-KN2A，RB1，PTEN，PI3K/mTOR，ATRX，LSAMP，DLG2和WWOX的基因异常。部分OS也可出现BRCA2基因突变，导致的体细胞杂合性缺失会影响瘤细胞DNA双链断裂的同源重组修复过程。HIC1，WIF1，TSSC3，ESR1，RASSF1A，GADD45和RUNX2基因在普通型OS中会出现过度甲基化从而影响转录活性，其中雌激素受体（ESR1）甲基化还参与成骨细胞分化。

— 第四章 —————————————

治疗

第一节 概述

1 治疗原则

1.1 无转移的 OS

对低级别 OS（包括髓内型和表面型）及骨膜 OS 首选广泛切除。骨膜 OS 患者可考虑术前化疗。广泛切除术后病理检测发现高级别 OS 成分，推荐术后辅助化疗。尽管新辅助化疗及辅助化疗已被应用于骨膜 OS，但实际上并无证据支持其与单纯广泛切除相比能改善预后。

对高级别 OS（包括髓内型和表面型）推荐在广泛切除前进行行术前化疗（1A），化疗后通过胸部 CT、局部 X 光平片、局部增强 MRI 和增强 CT、PET/CT 或骨扫描等进行重新评估及再分期。儿童肿瘤协作组（Children's Oncology Group，COG）一项前瞻临床试验提示，无转移的肢体 OS 行术前化疗并不改善总 OS。

欧洲骨肉瘤协作组一项临床试验也提示40岁以上的OS行术前化疗并不改善OS。然而，术前化疗具有改善肿瘤水肿反应区、缩小瘤体进而改善手术边界、预防围术期远处转移、判断肿瘤对药物的敏感性等作用，目前仍然推荐使用。

对可切除肿瘤，应予广泛切除。对高级别无转移OS，术后辅助化疗可显著提高DFS和OS。当切缘阴性、化疗反应良好时，则继续化疗；化疗反应差，可考虑更改化疗方案。切缘阳性、化疗反应良好，则继续化疗，同时考虑再次局部治疗（手术、放疗等）；化疗反应差，可考虑更改化疗方案，同时考虑再次局部治疗（手术、放疗等）。

对不可切除或不完全切除OS，可考虑行光子/质子联合放疗或质子束放疗控制局部病灶。

1.2 初诊时即存在转移病灶的OS

10%~20%初诊时即发现有转移。尽管化疗能显著改善无转移的高级别OS的预后，但对初诊时即存在转移者则差很多。转移灶数量、所有临床可及病灶是否可行完整切除是独立预后因素。肺转移患者，单侧转移、肺部结节数量较少与预后良好相关。只有1~2处转移灶2年DFS显著高于3处及以上转移灶者（分别为78%和28%）。在初诊时即有转移的OS中，通过化疗和外科治疗切除转移灶者长期生存率高于那些无法切除转移灶的（分别为48%和5%）。积极化疗联合外科同时切除原发灶和转移灶可改善初诊时即有肺转移的肢体OS的预后。

对就诊时即有转移灶（包括肺、腹腔脏器或骨）的OS，若所有转移灶均可切除，本指南推荐术前化疗继以广泛切除原发肿瘤，并积极切除所有转移灶，术后继续化疗。不可切除的转移灶应当行化疗和/或放疗，继以对原发肿瘤进行再评估。

1.3 复发和难治性OS

无转移OS中约30%、诊断时即有转移者中约80%会复发或转移。孤立的转移灶、初次复发时间、初次复发时病变可完整切除是最重要的改善生存的预后因素，而无法耐受手术、二次以上复发者预后不佳。原发无转移OS，发生肺转移的间隔时间越长，生存状况明显更佳。COSS试验通过大宗队列研究，报道多次复发患者的预后与其外科切除情况相关。

对复发和难治性OS，本指南推荐药物治疗为主、手术治疗为辅的策略。在药物控制有效基础上，建议完整切除所有寡转移灶，不适合手术者可使用放疗手段加强局部控制。药物治疗包括二线化疗如依托泊苷联合环磷酰胺或异环磷酰胺、抗血管生成靶向药如括索拉菲尼、帕唑帕尼、阿帕替尼、瑞格菲尼、卡博替尼、安罗替尼、仑伐替尼等。钐-153-乙烯二胺四亚甲基膦酸（^{153}Sm-EDTMP）是一类亲骨性放射性治疗物，已于局部复发或转移性OS及骨转移癌患者中行评估，但目前证据不足，不作为优先推荐。对肿瘤微卫星灶不稳定或肿瘤突变负荷高的OS，可考虑使用免疫检测点抑制剂。

2 外科治疗

手术（截肢或保肢）仍是OS治疗的主要方式。对无转移的高级别OS，研究表明截肢术与保肢术在复发率及生存率上无显著差异，而保肢术常能带来更好功能。对新辅助化疗反应较好的高级别OS，如能达到广泛外科边界，应首选保肢治疗。当保肢治疗无法达满意外科边界时应行截肢治疗。

3 药物治疗

手术基础上联合辅助化疗和新辅助化疗明显改善非转移性OS的预后。早期临床试验使用多药整合方案，包括以下药物中至少三种：多柔比星、顺铂、博来霉素、环磷酰胺或异环磷酰胺、放线菌素D和大剂量甲氨蝶呤。其后的临床试验证实，包含以顺铂、多柔比星的短期密集化疗方案（含或不含大剂量甲氨蝶呤和异环磷酰胺）可获得类似远期结果，也有临床试验认为在以下四个药物中：多柔比星、顺铂、大剂量甲氨蝶呤、异环磷酰胺中使用2种或2种以上进行最密集强度整合即可，整体的生存预后与欧美骨肉瘤协作组研究多药整合方案（MAP：大剂量甲氨蝶呤、多柔比星和顺铂）效果大致相同，5年OS可达71%（95% CI：68%~73%）。

为减轻远期心脏毒性和耳毒性，针对非转移性OS，研究者设计了不包括多柔比星和顺铂的方案。在法国肉瘤协作组的研究中，在术前及术后使用大剂量甲氨蝶呤序贯异环磷酰胺联合依托泊苷的方案，在年龄小于25岁青少年OS中，5年OS达到71%。

无论何种方案的化疗，对新辅助化疗具有高组织病理学反应率（坏死率是否大于90%）是判断预后的重要因素。Rizzoli Institute进行一项包括881例非转移性肢体OS的新辅助化疗研究，Bacci等发现5年DFS和OS与化疗的组织学坏死率相关。COG的报告也确认了上述发现；反应好者，8年术后EFS和OS分别为81%和87%；反应差者，8年EFS和OS分别为46%和52%。然而，Campanacci等人研究证实手术切缘对生存的影响远大于组织学反应率对生存的影响。

近20年来，小分子酪氨酸激酶抑制剂的发展在肿瘤领域取得了长足进步。近年来，阻断VEGFR的TKI在OS中的研究取得令人兴奋的效果，包括索拉菲尼、帕唑帕尼、阿帕替尼、瑞戈非尼、卡博替尼、仑伐替尼等，如何选择合适的TKI并延迟其耐药发生，成为最近研究的热门。目前，在OS二线治疗中，靶向药联合化疗正成为热点，各类临床试验在开展中。

在非转移、可切除的患者中，加用米伐木肽后6年OS显著提高（70%升至78%），EFS有改善趋势，但在转移性疾病中，对生存改善并不显著。在小分子干扰素α-2b、免疫截点抑制剂PD-1或PD-L1的系列临床试验及抗神经节苷脂等的临床研究中，OS并未见显著生存改善，仅有个案出现免疫应答，生物学标志物研究正在进行中。中医药对OS的治疗作用尚不明确，目前主要临床认识尚局限于辩证分型和作为辅助治疗配合化疗使用。

表1-4-1　常用化疗药物整合

●一线治疗（初始/新辅助/辅助治疗或转移）	
优先选择：	顺铂联合多柔比星
	大剂量甲氨蝶呤、顺铂、多柔比星
其次选择：	多柔比星、顺铂、异环磷酰胺，联合大剂量甲氨蝶呤
●二线治疗（复发/难治或转移）	
优先选择：	异环磷酰胺、依托泊苷
	瑞戈非尼
	索拉菲尼
	阿帕替尼
	安罗替尼

续表

●二线治疗（复发/难治或转移）	
其次选择：	卡博替尼
	环磷酰胺、拓扑替康
	多西他赛和吉西他滨
	吉西他滨
	索拉菲尼和依维莫司
某些情况下使用：	环磷酰胺和依托泊苷（异环磷酰胺和依托泊苷敏感，但异环磷酰胺导致严重脑白质病）
	异环磷酰胺、卡铂、依托泊苷
	大剂量甲氨蝶呤
	大剂量甲氨蝶呤、依托泊苷、异环磷酰胺
	^{153}Sm-EDTMP 用于难治或复发的超二线治疗

4 随访和监测

随访监测在第1、2年应每3个月一次，第3年每4个月一次，第4、5年每半年一次，此后每年一次。每次均应完善影像学及实验室检查。每次随访应重新评估患者功能。发现复发，应行化疗，如可能尽量考虑手术切除。治疗反应良好则继续监测，当出现复发或疾病进展，如有可能则考虑手术切除，或参与相关临床实验性治疗，也可考虑姑息性放疗或核素内照射治疗，同时给予支持治疗。

骨肿瘤

第四章 治疗

015

第二节 外科治疗详解

1 四肢病变

1.1 四肢OS的外科治疗方式：截肢和保肢选择

在20世纪70年代以前，由于局部复发率高且瘤段截除后缺乏有效重建方法，临床上常采用截肢术。直到现在，截肢仍然是治疗OS的重要手段之一。截肢的适应证包括：患者要求截肢、化疗无效的ⅡB期肿瘤、重要血管神经束受累、缺乏保肢所需骨或软组织重建条件、预计义肢功能优于保肢。截肢包括经骨截肢和关节离断术，其优点在于能最大限度地切除原发病灶，手术操作简单，无须特别技术及设备，而且费用低廉，术后并发症少，术后即可尽快施行化疗以及其他辅助治疗，控制和杀灭原发病灶以外的转移。

目前，大约90%可接受保肢治疗，保肢适应证为：ⅡA期肿瘤、化疗有效的ⅡB期肿瘤、重要血管神经束未受累、软组织覆盖完好、预计保留肢体功能优于义肢。远隔转移不是保肢的禁忌证，因此对Ⅲ期肿瘤，也可行保肢治疗，甚至可行姑息性保肢治疗。但需强调的是，化疗反应好仍然是保肢治疗的前提。

肢体OS保肢手术包括肿瘤切除和功能重建两个步骤，需满足肿瘤学及骨科学两方面要求，即完整、彻底切除肿瘤和重建因切除肿瘤所造成的骨骼肌肉系统功能损失。普通骨科医生最常犯的错误是过分重视肢体功能的保留及重建，而牺牲肿瘤治疗的外科边界。OS的生物学行为是影响肢体及生命是否得以存留的主要因素。如肿瘤复发，后果不仅是增加再截肢的风险以及加重患者的痛苦和医疗费用负担，还使得复发者肺转移率远高于无复发者，而绝大部分OS患者的生命终结都是因为出现肺转移。

保肢手术的重建方法包括骨重建与软组织重建。骨重建即重建力学支撑及关节各向活动功能，软组织重建包括修复动力和提供良好覆盖。按照重建特点又可分为生物重建和非生物重建。目前临床上可供选择的重建方法有：①人工假体：可提供足够的稳定性和强度，允许早期负重行走，目前组配式假体功能良好，易于操作，但人工假体最主要的问题仍然是感染、远期松动和机械性损坏；②异体骨关节移植：既往在OS治疗中曾经起过重要作用，最大优点是可以提供关节表面、韧带和肌腱附丽，缺点是并发症发生率高，有报道包括感染、骨折等在内的并发症发生率高达40%～50%；③异体骨−人工假体复合体：一般认为可以结合人工假体和异体骨两者的特点，肢体功能恢复快，但同样也存在两种重建方式的缺点；④游离的带血管蒂腓骨或髂骨移植：常与其他生物重建方法同时使用，带血管蒂的自体骨随负重刺激会逐渐增粗，实现力学传导的替代；⑤瘤段灭活再植术：该重建方式在国内外也曾广泛应用，虽然存在肿瘤灭活不确切、复发率高、无法进行术后化疗评估、死骨引起的并发症高等问题，但随近年灭活技术和重建技术的改进，目前仍有较广泛应用；⑥可延长式人工假体：适宜儿童患者，须定期实行延长手术；⑦旋转成型术：适宜于儿童患者，但年龄较大者容易存在心理接受方面的问题。无论是截肢还是保肢，术后都应积极进行康复训练。

1.2 肢体 OS 的术前计划和术后评估

不管采取什么手术方法，外科手术切除的原则仍是以最大限度上减少局部复发为首要目标，其次是最大限度地减少对功能的影响。术前计划对手术实施非常重要。广泛切除意味着手术切缘为组织学阴性，以达到最佳的局部控制效果。对部分病例而言，截肢可能是达到这一目标最适当的选择。然而，能够合理保全功能时，应首选保肢手术。虽然在不同的专家之间，保肢治疗方法可能存在相当大的差异，但对于外科切除，确实需要一个统一的评价标准。Enneking 首先提出这个问题，并提出了外科边界评价的概念，主要分成四类：根治性边界、广泛性边界、边缘性边界和囊内边界。对 OS 这类高度恶性的肿瘤，手术切除应获广泛性或根治性边界。

1.3 局部复发的处理

肢体 OS 局部复发的预后很差。外科处理应遵循原则仍然是安全的肿瘤边界。对复发病灶需行局部 X 线、B 超、CT 和 MRI 的评估，以及全身骨扫描排除多发转移病灶。MD Anderson 骨肿瘤中心 Takeuchi 等报道对局部复发病灶 5 年和 10 年 OS 分别为 30% 和 13%。多因素分析如果合并转移或复发肿块直径大于 5cm 者为独立危险因素，足够外科边界是局部复发手术治疗的关键。当复发病变弥漫或肿块临近神经血管时应首选根治性截肢手术。

2 骨盆病变

2.1 骨盆 OS 保肢治疗适应证

随着化疗药物、外科技术和骨科重建技术长足发展，自 20 世纪 70 年代起 OS 保肢率与长期生存率都有显著升高，大量长期临床研究显示保肢治疗和截肢治疗效果相似。保肢治疗有其适应证，如盲目给不适合患者实施保肢治疗会带来较差疗效。保肢治疗的适应证包括：①保肢手术能达到满意切除边界；②半骨盆截肢术并不能提供更好的切除边界（特别是存在弥漫血管内瘤栓）；③保肢治疗术后功能必须优于截肢治疗。禁忌证包括：①截肢手术的外科边界显著优于保肢手术；②肿瘤侵及坐骨神经及髂血管致使无法保留有功能肢体；③同侧远端肢体存在复发转移病灶。

2.2 外科边界

对于任何病理类型和分级的OS，首选初始治疗方案均为切缘阴性的广泛切除。位于骨盆的OS常致高复发率和低生存率，完整彻底的切除是长期生存的前提，切除边缘残留的瘤组织和局部复发密切相关，且最终导致较差的预后。多数研究表明广泛切除边界可降低术后局部复发率，但鲜有文献定义距离肿瘤边缘多远属于安全边界。在一些著名教科书上建议截骨边界距瘤至少3cm以上才能保证切除边缘无瘤残留。但Andreou等统计1355例接受保肢治疗OS治疗结果后否定了截骨范围大于3cm的必要性，认为在广泛切除肿瘤前提下，截骨量与局部复发率并无关系。相反截骨量越少，保肢后的关节功能会相对越好。对骨盆OS，很难获得2~3cm安全边界。周密的术前计划，术中导航技术、截骨导板的应用可辅助外科医生获得更好切缘。此外，骨盆OS常常因广泛血管内瘤栓而无法获得满意外科边界。

2.3 Ⅰ区OS切除后重建

单纯累及Ⅰ区的肿瘤如不侵及骶髂关节和髋臼区，可获满意术后功能和预后。Ⅰ区切除后需重建骨盆连续性。钉棒系统重建是常用方法，内固定周围的软组织瘢痕有助于维持钉棒内固定系统的长期稳定性。常可在内固定周围辅以骨水泥、残余髂骨回植或钛网提升稳定性，降低术后内固定失败发生率。使用带或不带血管蒂的自体游离腓骨重建骨缺损同样是常用方法之一。骨愈合后可达到生物重建效果。结合内固定可降低植骨段骨折风险，使患者早期负重活动。根据术前影像学资料设计截骨导板和3D打印骨长入型金属假体等数字骨科技术为骨盆Ⅰ区的修复重建提供了更多方法和选择。

2.4 Ⅱ区OS切除后重建

髋臼周围肿瘤切除后如不重建会导致连枷髋，肢体不等长，术后功能欠佳。较多文献显示重建后患者MSTS功能评分更高。与单纯Ⅰ区或Ⅲ区受累的患者相比，累及Ⅱ区（髋臼周围）OS切除重建术后功能损失较大，并发症发生率也较高。手术相关并发症发生率文献报道可达30%~90%。Ⅱ区切除后的重建方法较多，包括关节融合、髋关节移位、异体骨重建、假关节重建、加强环重建和假体重建等。生物重建和假体重建均有各自优缺点，鉴于OS的特点，手术应着眼于尽快恢复患者运动功能，同时降低并发症的发生率。

髋关节融合是以牺牲髋关节活动度来重建骨盆稳定性。术后常伴随发生步态异常和长期疼痛。治疗效果通常较差。Capanna等建议可建立髂骨和股骨间假关节来取代关节融合，研究中患者治疗结果与融合相似，但假关节愈合更快，技术要求更低且并发症发生率也更低。

异体骨结合或不结合假体重建能够恢复肢体长度，并且手术后获得较好功能结果。但全部由异体骨重建时要求与宿主骨的尽量贴合以提高骨愈合率，并减少术后骨折发生，这间接地延长了手术时间并提高了手术技术要求，术后常发生感染、排异等并发症。Christian 等研究发现儿童和青少年接受异体骨重建后的 MSTS 评分明显高于成年人。

Hoffmann 等尝试在切除Ⅱ区 OS 后，利用铆钉和缝线将股骨头移位至髂骨残端。虽然术后肢体会有 5~12cm 的短缩。但患者身体、社会和情感功能恢复良好。疼痛和肢体残疾等并发症发生率较异体骨或假体重建低。

假体置换是目前最常使用的重建术方法。假体股骨侧为全髋关节置换，近端针对不同的肿瘤切除边缘有不同的固定设计，包括：鞍状假体、定制型半骨盆假体和组配式半骨盆假体等，Guo 等报道 3D 打印技术辅助的组配式半骨盆假体术后功能、并发症发生率和假体长期保有率等指标均优于国内外相关报道。总体而言，假体重建髋关节周围骨缺损的功能结果较连枷假关节、半骨盆截肢好得多，并发症发生率也低于灭活再植和异体半骨盆移植重建。

2.5 Ⅲ区OS切除后的重建

累及坐骨与耻骨的Ⅲ区OS在切除后不是必须进行重建，Ham等研究显示未重建患者术后肢体功能较满意。利用自体带血管蒂腓骨重建骨盆连续性，也是可供选择的治疗方案。耻骨区域骨性结构消失会导致术后盆底局部区域张力薄弱，易发生切口疝，术中应进行适当的软组织修补加固腹股沟管和盆底。

2.6 Ⅳ区OS切除后的重建

骨盆Ⅳ区是OS常累及部位。肿瘤侵犯骶骨翼甚至整个骶骨，手术难度极大。在保证满意切缘前提下，需切除骶髂关节、部分或全部骶骨，肿瘤切除术后需重建腰骶和骨盆的连续性。Guo等根据Enneking骨盆分区制定不同的术式：累及Ⅰ+Ⅳ区采用钉棒系统内固定、自体腓骨或髂骨植骨或采用钉棒系统联合骨水泥重建骨盆环稳定性；累及Ⅰ+Ⅱ+Ⅳ区或Ⅰ+Ⅱ+Ⅲ+Ⅳ区采用钉棒联合半骨盆假体重建，骨缺损较大时采用自体股骨头植骨。Guo等2018年提出髂骨肿瘤累及骶骨的Beijing分型，根据肿瘤是否累及同侧和对侧骶神经孔和髋臼决定手术切除范围、手术入路和术后重建方式。

2.7 半骨盆截肢术

适用于瘤体过大、侵犯范围较广、不符合保肢指证的病例。半骨盆截肢作为涉及大腿、腹股沟及髋臼周围区域的巨大骨盆肿瘤的标准治疗手段已有数十年之久。骨盆的切除范围可根据肿瘤范围进行调整，为了达到满意切除边界，扩大半骨盆切除范围可达到骶骨神经孔甚至全骶骨，术后需行相应钉棒重建。半骨盆截骨后可用标准的前侧或后侧肌瓣覆盖残端，如肿瘤从后方侵犯臀部及大腿上段，股管未受侵，建议使用前侧股直肌肌瓣覆盖。

2.8 局部复发

局部复发的骨盆OS常见并发症，化疗是否敏感等因素决定是否再次进行手术。由于骨盆的解剖结构较特殊，达到满意的切除边界难度较大，局部复发率较四肢OS高，30%~60%。Fuchs等回顾性分析单中心骨盆OS的疗效，发现局部复发和远处转移都是降低生存率的风险因素。且对局部复发病例是否进行手术和进行何种手术都对生存率无明显影响。如半骨盆截肢等根治性手术能达到广泛边界，则建议再次手术。术前评估无法再次获得满意外科边界的患者建议接受化疗、靶向治疗或参加药物临床试验。

3 骶骨病变外科治疗

发生在骶骨上的原发OS较少见，约占全部原发骶骨肿瘤的4%，有学者采用局部放疗及全身化疗治疗骶骨 OS，但预后不佳。近年来，骶骨肿瘤的手术切除技术有了较大进步，部分病例经外科治疗取得了良好疗效。

3.1　手术入路的选择

正确的骶骨肿瘤手术入路可减少术中出血和术后并发症，同时有助术者顺利完成手术。目前采用的的手术入路主要有单纯后方入路和前后方联合入路等。单纯后方入路适于切除病变局限的低位骶骨 OS；对累及 S_2 及以上的肿瘤或瘤体明显向前突入盆腔者宜用前后联合入路，能充分暴露骶骨的前后侧及其边缘，容易达到广泛的切除边界，降低出血、盆腔脏器损伤等并发症风险。对病灶累及较高骶椎节段或全骶骨受累者，宜采用前后方联合入路。高度恶性 OS 手术前需化疗，并评估肿瘤对药物的反应。高分化骶骨 OS 可直接手术切除，但也应获得较广泛的手术边缘。Guo 等报道一期后路全骶骨切除术，能有效切除累及全骶骨的 OS，获得满意边界，同时极大缩短手术时间、减少术中出血量，显著提高围术期安全性。该术式还能较方便地保留双侧 L_5 神经根，极大地保证术后患者的下肢运动功能。

3.2　术后稳定性重建

骶骨不仅是骨盆环的重要组成部分，而且还有支撑脊椎的功能。因此，重建缺损与切除肿瘤一样重要。Gunterberg 等通过生物力学试验证实当高位骶骨作横向截骨并累及骶骨翼时，骨盆抵抗垂直重力的能力就会减弱。Hugate等进一步研究发现，若骶骨横向截骨面在S_1神经以近，则需要重建。椎弓根螺钉及髂骨螺钉固定是目前骶骨肿瘤切除术后重建腰骶骨稳定性的标准方法。对非全骶骨切除的重建，使用钉棒系统进行腰椎髂骨固定即可获得足够稳定性。对全骶骨切除术后的重建，Bederman等提出需要进行多重复合重建方可恢复满意的腰骶稳定性。该多重复合重建应包括脊柱骨盆固定（SPF）、后骨盆环固定（PPRF）、脊柱前柱固定（ASCF）。使用传统的固定方式可实现SPF+PPRF+ASCF的复合固定，如钉棒系统后路固定复合自体腓骨移植支撑前柱，但这种重建手术步骤烦琐且耗时，术后并发症风险较高。经L_5下终板向L_5椎体内拧入螺钉1枚，同时用钛棒将其和两侧髂骨螺钉连接，能有效重建骨盆后环完整性及脊柱前柱的力学传导，短期内效果好，但长期随访有可能因应力过大和金属疲劳而出现内固定失败。Guo等报道3D打印全骶骨假体用于全骶骨切除术后骨缺损，能有效、便捷地实现SPF+PPRF+ASCF的复合重建，缩短了手术时间及术中出血量，术后并发症率低，患者功能状态良好。

3.3 手术并发症及预防措施

3.3.1 术中出血

骶骨肿瘤手术失血较多，尤其是高位骶骨的次全切除或全切术有可能发生失血性休克。因此，术前应做好充分准备：术前备好充足血源；电刀和射频止血装置的使用可以加速凝血；术中开放2个或2个以上静脉通路并详细记录术中出血量、尿量及液体输入量；出血较多时快速加压输血；术中先处理出血少部位后处理出血多部位。另外，对低位肿瘤，一般无须结扎髂内血管；对高位肿瘤，可行双侧髂内动脉分支超选栓塞，或经前路结扎双侧髂内动脉从而减少出血的同时充分分离肿瘤前方组织。对巨大或高位骶骨肿瘤切除患者采用控制性低血压麻醉或低温低压麻醉。若术前血管造影显示瘤体血供不丰富可考虑不行血管栓塞。国内外学者认为：使用球囊扩张导管（BDC）术中暂时阻断腹主动脉可获很好效果。

3.3.2 神经功能损伤

骶骨肿瘤尤其是高位肿瘤切除术后困扰患者最严重的问题就是大小便失禁或/和行走困难。一般来讲，仅保留双侧L_5神经可保持正常步态但将无法控制括约肌并且失去正常的肠道和膀胱功能；保留双侧S_1、S_2神经，患者可能保持正常肠道功能（40%）以及正常膀胱功能（25%）；保留双侧S_1，S_2神经及单侧S_3神经，患者可能保持正常肠道功能（67%）及正常膀胱功能（60%）；保留双侧S_1-S_3神经，患者可能保持正常肠道功能（100%）及正常膀胱功能（69%）；保留单侧S_1-S_5神经，患侧会阴部感觉麻木，但不影响性功能，患者可能保持正常肠道功能（87%）以及正常膀胱功能（89%）。因此，术中保留神经数目越多，术后患者神经功能越好。

总之，骶骨OS的外科治疗首先要明确手术目的。对医生而言，手术切除方式取决于肿瘤体积、肿瘤累及范围等；然而，对患者而言，术后神经功能的需求也是临床治疗应当着重考虑的方面。因此，术前应当告知患者各种手术方式所带来的利弊，医患双方及时沟通。对不愿进行广泛切除手术的患者或合并广泛转移的原发骶骨OS也可采取放疗、射频消融进行姑息性局部治疗。

4 脊柱病变

4.1 切除边界的选择

发生于脊柱活动节段的原发或继发OS，在可能情况下均应选择边缘阴性的全脊椎肿瘤整块切除术。

脊柱OS占所有OS3%左右，常见于胸腰椎，也见于颈椎。骨骼肌肉系统的原发恶性肿瘤需施行广泛的手术切除并获得阴性边界。肿瘤刮除、囊内切除及肿瘤分块切除等病灶内切除方法会导致肿瘤切除不彻底，易出现肿瘤术后复发及远处转移，导致预后不良。

目前随着手术技术的进步，边缘阴性的全脊椎肿瘤整块切除已成为脊柱肿瘤的治疗金标准，样本量相对大的病例研究显示，对OS进行广泛切除或至少边缘切除能最大限度地避免因手术操作带来的瘤细胞污染，对降低术后肿瘤局部复发率、提高生存率有显著积极的作用。

脊柱OS切除过程中，全脊椎切除、整块切除和边缘阴性切除是并行的概念，对手术技术提出了更高要求，肿瘤发生部位、侵及范围大小及周围的解剖结构在一定程度上限制了手术方法的选择。发生于胸椎及腰椎部位的OS，Tomita脊柱肿瘤外科分期中的1-3型可采用全脊椎肿瘤整块切除术并获边缘阴性，而Tomita 4-7型的患者多需采用囊内切除；对颈椎OS，由于椎动脉系统以及参与臂丛形成的颈神经根等因素存在而几乎难以实现肿瘤边缘阴性的整块切除，目前关于颈椎OS的整块切除偶见个案报道，常采用矢状切除、椎体切除及全脊椎切除等方式对肿瘤实行全切除，但切除方式仍属于病灶内分块切除，肿瘤的污染、种植难以避免，术后肿瘤复发率高。

4.2 复发及转移病例的治疗

脊柱OS具有较高复发率及转移率，复发灶及转移灶处理依据患者的具体情况和病灶的具体位置来决定。

多个系列病例报道均指出，脊柱OS外科术后的复发率与初次手术的术式密切相关，其总体复发率为27%~60%，而边缘阴性术后的肿瘤复发率为0~6%，虽然术前及术后的化疗及放疗也会影响复发率，但初次手术外科边界仍然是OS复发的重要影响因素。在患者个体许可情况下，即使多次复发，也应尝试切除所有可切除的病灶，部分患者可获更多的治疗选择及更长的生存期。

4.3 脊柱OS切除后的稳定性重建

几乎所有脊柱OS在切除后都应进行脊柱稳定性重建。脊柱作为人体的中轴骨骼，在受到肿瘤破坏及外科切除后，重建稳定性是必须完成的手术步骤。脊柱的重建包括前中柱重建及后柱的重建，后柱重建国内外主要使用椎弓根螺钉，国内前中柱重建主要为钛网和人工椎体支撑，考虑到OS的高复发性及转移性，钛网内很少使用瘤骨灭活再植、自体腓骨移植或异体骨等生物重建方式，而是填充骨水泥等化合物材料。

第五章

康复

OS在术后进行康复治疗有助于恢复功能状态。康复治疗的目标包括：改善可纠正的躯体障碍、增加肌肉强度和耐受力、提高剩余肢体功能和代偿能力、纠正躯体平衡感和协调性障碍、学会使用辅助器械、改善疼痛和疲劳、指导家属帮助患者自理生活等。康复训练方案应根据具体切除范围、重建方式及患者的身体状态来制定，并遵循骨科术后康复的一般原则。康复训练计划应分阶段制定，包括术后急性期（术后2周内）、术后亚急性期（术后2~6周）和术后慢性期（术后6周以后）。

术后急性期的康复目标是促进伤口康复、预防围术期并发症。手术部位临近关节以制动为主，但提倡术区肌群行等长收缩训练，鼓励非术区的躯体关节运动。在良好保护下，患者可下地活动，但患肢是否负重则应具体而定。

术后亚急性期的康复目标是尽可能地恢复躯体功能，逐步达到独立自理的状态。手术部位临近关节逐步开展被动及主动训练，以尽可能地恢复关节活动度；患侧肢体逐渐增加负重；训练量逐步增大以提高活动耐受力；逐步脱离支具和辅助器械的保护。由于此阶段中大部分患者处于术后化疗期，因而应注意处理化疗带来的不良反应，如体质衰弱、免疫力低下等。

术后慢性期的康复目标是进一步改善患者的体能和肢体功能，最终让患者融入正常生活。患者需继续增加活动强度和提高活动耐受力。对下肢受累患者应注意步态和平衡感的改善，为此需要有针对性地训练特定肌群，如臀肌群和股四头肌。患者可逐步开展低强度的体育锻炼，如骑自行车、游泳等。此阶段可能会出现内植入物松动、断裂、磨损、感染及肿瘤复发等并发症，一旦发现应及时就诊处理。

参考文献

[1] YOUN P M M, CONSTINE LS, TRAVIS LB. Long-term cause-specific mortality in survivors of adolescent and young adult bone and soft tissue sarcoma: a population-based study of 28, 844 patients [J]. Cancer, 2014, 120 (15): 2334-42.

[2] KLEIN MJ S G. Osteosarcoma: anatomic and histologic variants [J]. Am J Clin Pathol, 2006, 125 (4): 555-81.

[3] ANTONESCU C, HUVOS A. Low-grade osteogenic sarcoma arising in medullary and surface osseous locations [J]. American journal of clinical pathology, 2000: S90-103.

[4] SHETH D, YASKO A, RAYMOND A, et al. Conventional and dedifferentiated parosteal osteosarcoma. Diagnosis, treatment, and outcome [J]. Cancer, 1996, 78 (10): 2136-45.

[5] BERTONI F, BACCHINI P, STAALS E, et al. Dedifferentiated parosteal osteosarcoma: the experience of the Rizzoli Institute [J]. Cancer, 2005, 103 (11): 2373-82.

[6] WINKLER K, BERON G, KOTZ R, et al. Neoadjuvant chemotherapy for osteogenic sarcoma: results of a Cooperative German/Austrian study [J]. Journal of clinical oncology: official journal of the American Society of Clinical Oncology, 1984, 2 (6): 617-24.

[7] STAALS E, BACCHINI P, BERTONI F. High-grade surface osteosarcoma: a review of 25 cases from the Rizzoli Institute [J]. Cancer, 2008, 112 (7): 1592-9.

[8] BACCI G L A, FERRARI S, BRICCOLI A, et al. Prognostic significance of serum lactate dehydrogenase in osteosarcoma of the extremity: experience at Rizzoli on 1421 patients treated over the last 30 years [J]. Tumori, 2004, 90 (5): 478-84.

[9] BACCI G L A, VERSARI M, MERCURI M, et al. Prognostic

factors for osteosarcoma of the extremity treated with neoadjuvant chemotherapy: 15-year experience in 789 patients treated at a single institution [J]. Cancer, 2006, 106（5）: 1154-61.

[10] WHELAN J, JINKS R, MCTIERNAN A, et al. Survival from high-grade localised extremity osteosarcoma: combined results and prognostic factors from three European Osteosarcoma Intergroup randomised controlled trials [J]. Annals of oncology: official journal of the European Society for Medical Oncology, 2012, 23（6）: 1607-16.

[11] FERRARI S, BERTONI F, MERCURI M, et al. Predictive factors of disease-free survival for non-metastatic osteosarcoma of the extremity: an analysis of 300 patients treated at the Rizzoli Institute [J]. Annals of oncology: official journal of the European Society for Medical Oncology, 2001, 12（8）: 1145-50.

[12] ALTAF S, ENDERS F, JEAVONS E, et al. High-BMI at diagnosis is associated with inferior survival in patients with osteosarcoma: a report from the Children's Oncology Group [J]. Pediatric blood & cancer, 2013, 60（12）: 2042-6.

[13] COLLINS M, WILHELM M, CONYERS R, et al. Benefits and adverse events in younger versus older patients receiving neoadjuvant chemotherapy for osteosarcoma: findings from a meta-analysis [J]. Journal of clinical oncology: official journal of the American Society of Clinical Oncology, 2013, 31（18）: 2303-12.

[14] BACCI G, BRICCOLI A, FERRARI S, et al. Neoadjuvant chemotherapy for osteosarcoma of the extremities with synchronous lung metastases: treatment with cisplatin, adriamycin and high dose of methotrexate and ifosfamide [J]. Oncology reports, 2000, 7（2）: 339-46.

[15] HECK R, PEABODY T, SIMON M. Staging of primary malig-

nancies of bone [J]. CA: a cancer journal for clinicians, 2006, 56 (6): 366-75.

[16] BERNTHAL N, FEDERMAN N, EILBER F, et al. Long-term results (>25 years) of a randomized, prospective clinical trial evaluating chemotherapy in patients with high-grade, operable osteosarcoma [J]. Cancer, 2012, 118 (23): 5888-93.

[17] DAVIS AM B R, GOODWIN PJ. Prognostic factors in osteosarcoma: a critical review [J]. J Clin Oncol, 1994, 12 (2): 423-431.

[18] BIELACK S, KEMPF-BIELACK B, DELLING G, et al. Prognostic factors in high-grade osteosarcoma of the extremities or trunk: an analysis of 1, 702 patients treated on neoadjuvant cooperative osteosarcoma study group protocols [J]. Journal of clinical oncology: official journal of the American Society of Clinical Oncology, 2002, 20 (3): 776-90.

[19] DAW N, BILLUPS C, RODRIGUEZ-GALINDO C, et al. Metastatic osteosarcoma [J]. Cancer, 2006, 106 (2): 403-12.

[20] HUANG A, KATTAPURAM S. Musculoskeletal neoplasms: biopsy and intervention [J]. Radiologic clinics of North America, 2011, 49 (6): 1287-305, vii.

[21] LIU P, VALADEZ S, CHIVERS F, et al. Anatomically based guidelines for core needle biopsy of bone tumors: implications for limb-sparing surgery [J]. Radiographics: a review publication of the Radiological Society of North America, Inc, 2007, 27 (1): 189-205; discussion 6.

[22] ASHFORD R, MCCARTHY S, SCOLYER R, et al. Surgical biopsy with intra-operative frozen section. An accurate and cost-effective method for diagnosis of musculoskeletal sarcomas [J]. The Journal of bone and joint surgery British volume,

2006, 88 (9): 1207-11.

[23] SKRZYNSKI M, BIERMANN J, MONTAG A, et al. Diagnostic accuracy and charge-savings of outpatient core needle biopsy compared with open biopsy of musculoskeletal tumors [J]. The Journal of bone and joint surgery American volume, 1996, 78 (5): 644-9.

[24] WELKER JA H R, JELINEK J, SHMOOKLER BM, et al. The percutaneous needle biopsy is safe and recommended in the diagnosis of musculoskeletal masses [J]. Cancer, 2000, 89 (12): 2677-86.

[25] MITSUYOSHI G, NAITO N, KAWAI A, et al. Accurate diagnosis of musculoskeletal lesions by core needle biopsy [J]. Journal of surgical oncology, 2006, 94 (1): 21-7.

[26] ADAMS S, POTTER B, PITCHER D, et al. Office-based core needle biopsy of bone and soft tissue malignancies: an accurate alternative to open biopsy with infrequent complications [J]. Clinical orthopaedics and related research, 2010, 468 (10): 2774-80.

[27] DAVIES N, LIVESLEY P, CANNON S. Recurrence of an osteosarcoma in a needle biopsy track [J]. The Journal of bone and joint surgery British volume, 1993, 75 (6): 977-8.

[28] SAGHIEH S, MASROUHA K, MUSALLAM K, et al. The risk of local recurrence along the core-needle biopsy tract in patients with bone sarcomas [J]. The Iowa orthopaedic journal, 2010, 30: 80-3.

[29] The WHO Classification of Tumours Editorial Board. WHO Classifcation of Soft Tissue and Bone Tumours [J]. 5th edn, Lyon (France), IARC: 2020.

[30] EA J B. Bone Tumor Pathology. An Issue of Surgical Pathology Clinics [J]. vol 10-3, 1st edn, 2002, Elsevier: 2017.

[31] CYI K K U. Dahlin's Bone Tumor, 6th edn. Philadelphia

（USA）[J]. Wolters Kluwer：2010.

[32] PICCI P，BACCI G，CAMPANACCI M，et al. Histologic eval-
uation of necrosis in osteosarcoma induced by chemotherapy.
Regional mapping of viable and nonviable tumor [J]. Cancer,
1985, 56（7）: 1515-21.

[33] ANDERSON W，JO V. Diagnostic Immunohistochemistry of
Soft Tissue and Bone Tumors：An Update on Biomarkers That
Correlate with Molecular Alterations [J]. Diagnostics（Basel,
Switzerland), 2021, 11（4）.

[34] BAUMHOER D，AMARY F，FLANAGAN A. An update of
molecular pathology of bone tumors. Lessons learned from inves-
tigating samples by next generation sequencing [J]. Genes,
chromosomes & cancer, 2019, 58（2）: 88-99.

[35] GRIMER R，BIELACK S，FLEGE S，et al. Periosteal osteo-
sarcoma--a European review of outcome [J]. European journal
of cancer（Oxford，England：1990), 2005, 41（18）:
2806-11.

[36] CESARI M，ALBERGHINI M，VANEL D，et al. Periosteal
osteosarcoma：a single-institution experience [J]. Cancer,
2011, 117（8）: 1731-5.

[37] BACCI G，FERRARI S，TIENGHI A，et al. A comparison of
methods of loco-regional chemotherapy combined with systemic
chemotherapy as neo-adjuvant treatment of osteosarcoma of the
extremity [J]. European journal of surgical oncology：the jour-
nal of the European Society of Surgical Oncology and the British
Association of Surgical Oncology, 2001, 27（1）: 98-104.

[38] BRAMWELL V，BURGERS M，SNEATH R，et al. A com-
parison of two short intensive adjuvant chemotherapy regimens
in operable osteosarcoma of limbs in children and young adults：
the first study of the European Osteosarcoma Intergroup [J].
Journal of clinical oncology：official journal of the American

Society of Clinical Oncology, 1992, 10 (10): 1579-91.

[39] SOUHAMI RL, CRAFT AW, VAN DER EIJKEN JW, et al. Randomised trial of two regimens of chemotherapy in operable osteosarcoma: a study of the European Osteosarcoma Inter-group [J]. Lancet, 1997, 350 (9082): 911-7.

[40] FUCHS N, BIELACK S, EPLER D, et al. Long-term results of the co-operative German-Austrian-Swiss osteosarcoma study group's protocol COSS-86 of intensive multidrug chemotherapy and surgery for osteosarcoma of the limbs [J]. Annals of oncology: official journal of the European Society for Medical Oncology, 1998, 9 (8): 893-9.

[41] FERRARI S, SMELAND S, MERCURI M, et al. Neoadjuvant chemotherapy with high-dose Ifosfamide, high-dose methotrexate, cisplatin, and doxorubicin for patients with localized osteosarcoma of the extremity: a joint study by the Italian and Scandinavian Sarcoma Groups [J]. Journal of clinical oncology: official journal of the American Society of Clinical Oncology, 2005, 23 (34): 8845-52.

[42] LEWIS I, NOOIJ M, WHELAN J, et al. Improvement in histologic response but not survival in osteosarcoma patients treated with intensified chemotherapy: a randomized phase III trial of the European Osteosarcoma Intergroup [J]. Journal of the National Cancer Institute, 2007, 99 (2): 112-28.

[43] MEYERS P, SCHWARTZ C, KRAILO M, et al. Osteosarcoma: the addition of muramyl tripeptide to chemotherapy improves overall survival--a report from the Children's Oncology Group [J]. Journal of clinical oncology: official journal of the American Society of Clinical Oncology, 2008, 26 (4): 633-8.

[44] BASARAN M, BAVBEK E, SAGLAM S, et al. A phase II study of cisplatin, ifosfamide and epirubicin combination che-

motherapy in adults with nonmetastatic and extremity osteosarcomas [J]. Oncology, 2007, 72 (3–4): 255–60.

[45] LE DELEY M, GUINEBRETIèRE J, GENTET J, et al. SFOP OS94: a randomised trial comparing preoperative high-dose methotrexate plus doxorubicin to high-dose methotrexate plus etoposide and ifosfamide in osteosarcoma patients [J]. European journal of cancer (Oxford, England: 1990), 2007, 43 (4): 752–61.

[46] BACCI G, BRICCOLI A, FERRARI S, et al. Neoadjuvant chemotherapy for osteosarcoma of the extremity: long-term results of the Rizzoli's 4th protocol [J]. Eur J Cancer, 2001, 37 (16): 2030–9.

[47] GOORIN A, SCHWARTZENTRUBER D, DEVIDAS M, et al. Presurgical chemotherapy compared with immediate surgery and adjuvant chemotherapy for nonmetastatic osteosarcoma: Pediatric Oncology Group Study POG–8651 [J]. Journal of clinical oncology: official journal of the American Society of Clinical Oncology, 2003, 21 (8): 1574–80.

[48] FERRARI S, BIELACK S, SMELAND S, et al. EURO–B.O. S.S.: A European study on chemotherapy in bone–sarcoma patients aged over 40: Outcome in primary high–grade osteosarcoma [J]. Tumori, 2018, 104 (1): 30–6.

[49] XIE L, XU J, DONG S, et al. Gain and loss from transcatheter intra–arterial limb infusion of cisplatin for extremity osteosarcoma: a retrospective study of 99 cases in the past six years [J]. Cancer management and research, 2019, 11: 7183–95.

[50] DELANEY T, PARK L, GOLDBERG S, et al. Radiotherapy for local control of osteosarcoma [J]. International journal of radiation oncology, biology, physics, 2005, 61 (2): 492–8.

[51] CIERNIK I, NIEMIERKO A, HARMON D, et al. Proton-based radiotherapy for unresectable or incompletely resected os-

teosarcoma [J]. Cancer, 2011, 117 (19): 4522-30.

[52] KAGER L, ZOUBEK A, PöTSCHGER U, et al. Primary met-astatic osteosarcoma: presentation and outcome of patients treated on neoadjuvant Cooperative Osteosarcoma Study Group protocols [J]. Journal of clinical oncology: official journal of the American Society of Clinical Oncology, 2003, 21 (10): 2011-8.

[53] MEYERS P, HELLER G, HEALEY J, et al. Osteogenic sar-coma with clinically detectable metastasis at initial presentation [J]. Journal of clinical oncology: official journal of the Ameri-can Society of Clinical Oncology, 1993, 11 (3): 449-53.

[54] BACCI G, BRICCOLI A, MERCURI M, et al. Osteosarcoma of the extremities with synchronous lung metastases: long-term results in 44 patients treated with neoadjuvant chemotherapy [J]. Journal of chemotherapy (Florence, Italy), 1998, 10 (1): 69-76.

[55] BACCI G, BRICCOLI A, ROCCA M, et al. Neoadjuvant che-motherapy for osteosarcoma of the extremities with metastases at presentation: recent experience at the Rizzoli Institute in 57 patients treated with cisplatin, doxorubicin, and a high dose of methotrexate and ifosfamide [J]. Ann Oncol, 2003, 14 (7): 1126-34.

[56] WINKLER K, TORGGLER S, BERON G, et al. [Results of treatment in primary disseminated osteosarcoma. Analysis of the follow-up of patients in the cooperative osteosarcoma studies COSS-80 and COSS-82] [J]. Onkologie, 1989, 12 (2): 92-6.

[57] BACCI G, MERCURI M, BRICCOLI A, et al. Osteogenic sarcoma of the extremity with detectable lung metastases at pre-sentation. Results of treatment of 23 patients with chemotherapy followed by simultaneous resection of primary and metastatic le-

sions [J]. Cancer, 1997, 79 (2): 245-54.

[58] TABONE M, KALIFA C, RODARY C, et al. Osteosarcoma recurrences in pediatric patients previously treated with intensive chemotherapy [J]. Journal of clinical oncology: official journal of the American Society of Clinical Oncology, 1994, 12 (12): 2614-20.

[59] SAETER G, HOIE J, STENWIG AE, et al. Systemic relapse of patients with osteogenic sarcoma. Prognostic factors for long term survival [J]. Cancer, 1995, 75 (5): 1084-93.

[60] FERRARI S, BRICCOLI A, MERCURI M, et al. Postrelapse survival in osteosarcoma of the extremities: prognostic factors for long-term survival [J]. Journal of clinical oncology: official journal of the American Society of Clinical Oncology, 2003, 21 (4): 710-5.

[61] BRICCOLI A, ROCCA M, SALONE M, et al. High grade osteosarcoma of the extremities metastatic to the lung: long-term results in 323 patients treated combining surgery and chemotherapy, 1985-2005 [J]. Surgical oncology, 2010, 19 (4): 193-9.

[62] BUDDINGH E, ANNINGA J, VERSTEEGH M, et al. Prognostic factors in pulmonary metastasized high-grade osteosarcoma [J]. Pediatric blood & cancer, 2010, 54 (2): 216-21.

[63] BIELACK S, KEMPF-BIELACK B, BRANSCHEID D, et al. Second and subsequent recurrences of osteosarcoma: presentation, treatment, and outcomes of 249 consecutive cooperative osteosarcoma study group patients [J]. Journal of clinical oncology: official journal of the American Society of Clinical Oncology, 2009, 27 (4): 557-65.

[64] GENTET J, BRUNAT-MENTIGNY M, DEMAILLE M, et al. Ifosfamide and etoposide in childhood osteosarcoma. A phase II study of the French Society of Paediatric Oncology [J].

European journal of cancer（Oxford, England: 1990）, 1997, 33（2）: 232-7.

[65] BERGER M, MASSIMO B, GRIGNANI G, et al. Phase 2 trial of two courses of cyclophosphamide and etoposide for relapsed high-risk osteosarcoma patients [J]. Cancer, 2009, 115（13）: 2980-7.

[66] GRIGNANI G, PALMERINI E, DILEO P, et al. A phase II trial of sorafenib in relapsed and unresectable high-grade osteosarcoma after failure of standard multimodal therapy: an Italian Sarcoma Group study [J]. Annals of oncology: official journal of the European Society for Medical Oncology, 2012, 23（2）: 508-16.

[67] ELETE K, ALBRITTON K, AKERS L, et al. Response to Pazopanib in Patients With Relapsed Osteosarcoma [J]. Journal of pediatric hematology/oncology, 2020, 42（4）: e254-e7.

[68] LONGHI A, PAIOLI A, PALMERINI E, et al. Pazopanib in relapsed osteosarcoma patients: report on 15 cases [J]. Acta oncologica（Stockholm, Sweden）, 2019, 58（1）: 124-8.

[69] XIE L, XU J, SUN X, et al. Apatinib for Advanced Osteosarcoma after Failure of Standard Multimodal Therapy: An Open Label Phase II Clinical Trial [J]. The oncologist, 2019, 24（7）: e542-e50.

[70] DUFFAUD F, MIR O, BOUDOU-ROUQUETTE P, et al. Efficacy and safety of regorafenib in adult patients with metastatic osteosarcoma: a non-comparative, randomised, double-blind, placebo-controlled, phase 2 study [J]. The Lancet Oncology, 2019, 20（1）: 120-33.

[71] ITALIANO A, MIR O, MATHOULIN-PELISSIER S, et al. Cabozantinib in patients with advanced Ewing sarcoma or osteosarcoma（CABONE）: a multicentre, single-arm, phase 2 trial [J]. The Lancet Oncology, 2020, 21（3）: 446-55.

[72] LINA TANG XN, ZHEN WANG, QIQING CAI, et al. A phase II study of anlotinib in treating patients with relapsed or metastatic primary malignant bone tumor [J]. ASCO conference, 2013, 2020 (poster): P11525.

[73] NATHALIE GASPAR FJBS, RAJKUMAR VENKATRAMANI, ALESSANDRA LONGHI, et al. Phase 1 combination dose finding/phase 2 expansion cohorts of levantinib +etoposide +ifofamide in patients aged 2 to ≤ 25 years with relapsed/regractory (R / R) osteosarocma [J]. ESMO annual meeting, 2019: 1676PD.

[74] ANDERSON P, WISEMAN G, DISPENZIERI A, et al. High-dose samarium-153 ethylene diamine tetramethylene phosphonate: low toxicity of skeletal irradiation in patients with osteosarcoma and bone metastases [J]. Journal of clinical oncology: official journal of the American Society of Clinical Oncology, 2002, 20 (1): 189-96.

[75] LOEB D, GARRETT-MAYER E, HOBBS R, et al. Dose-finding study of 153Sm-EDTMP in patients with poor-prognosis osteosarcoma [J]. Cancer, 2009, 115 (11): 2514-22.

[76] MARULANDA G, HENDERSON E, JOHNSON D, et al. Orthopedic surgery options for the treatment of primary osteosarcoma [J]. Cancer control: journal of the Moffitt Cancer Center, 2008, 15 (1): 13-20.

[77] BACCI G, FERRARI S, LARI S, et al. Osteosarcoma of the limb. Amputation or limb salvage in patients treated by neoadjuvant chemotherapy [J]. The Journal of bone and joint surgery British volume, 2002, 84 (1): 88-92.

[78] SIMON M, ASCHLIMAN M, THOMAS N, et al. Limb-salvage treatment versus amputation for osteosarcoma of the distal end of the femur. 1986 [J]. The Journal of bone and joint surgery American volume, 2005, 87 (12): 2822.

[79] MAVROGENIS A, ABATI C, ROMAGNOLI C, et al. Similar survival but better function for patients after limb salvage versus amputation for distal tibia osteosarcoma [J]. Clinical orthopaedics and related research, 2012, 470 (6): 1735-48.

[80] AKSNES L, BAUER H, JEBSEN N, et al. Limb-sparing surgery preserves more function than amputation: a Scandinavian sarcoma group study of 118 patients [J]. The Journal of bone and joint surgery British volume, 2008, 90 (6): 786-94.

[81] NAGARAJAN R, NEGLIA J, CLOHISY D, et al. Limb salvage and amputation in survivors of pediatric lower-extremity bone tumors: what are the long-term implications? [J]. Journal of clinical oncology: official journal of the American Society of Clinical Oncology, 2002, 20 (22): 4493-501.

[82] LINK M, GOORIN A, MISER A, et al. The effect of adjuvant chemotherapy on relapse-free survival in patients with osteosarcoma of the extremity [J]. The New England journal of medicine, 1986, 314 (25): 1600-6.

[83] EILBER F, GIULIANO A, ECKARDT J, et al. Adjuvant chemotherapy for osteosarcoma: a randomized prospective trial [J]. Journal of clinical oncology: official journal of the American Society of Clinical Oncology, 1987, 5 (1): 21-6.

[84] LINK M, GOORIN A, HOROWITZ M, et al. Adjuvant chemotherapy of high-grade osteosarcoma of the extremity. Updated results of the Multi-Institutional Osteosarcoma Study [J]. Clinical orthopaedics and related research, 1991, (270): 8-14.

[85] MEYERS P, HELLER G, HEALEY J, et al. Chemotherapy for nonmetastatic osteogenic sarcoma: the Memorial Sloan-Kettering experience [J]. Journal of clinical oncology: official journal of the American Society of Clinical Oncology, 1992, 10 (1): 5-15.

[86] BACCI G, FERRARI S, BERTONI F, et al. Long-term outcome for patients with nonmetastatic osteosarcoma of the extremity treated at the istituto ortopedico rizzoli according to the istituto ortopedico rizzoli/osteosarcoma-2 protocol: an updated report [J]. Journal of clinical oncology: official journal of the American Society of Clinical Oncology, 2000, 18 (24): 4016-27.

[87] GASPAR N, OCCEAN B, PACQUEMENT H, et al. Results of methotrexate-etoposide-ifosfamide based regimen (M-EI) in osteosarcoma patients included in the French OS2006/sarcome-09 study [J]. European journal of cancer (Oxford, England: 1990), 2018, 88: 57-66.

[88] PROVISOR A, ETTINGER L, NACHMAN J, et al. Treatment of nonmetastatic osteosarcoma of the extremity with preoperative and postoperative chemotherapy: a report from the Children's Cancer Group [J]. Journal of clinical oncology: official journal of the American Society of Clinical Oncology, 1997, 15 (1): 76-84.

[89] BACCI G, MERCURI M, LONGHI A, et al. Grade of chemotherapy-induced necrosis as a predictor of local and systemic control in 881 patients with non-metastatic osteosarcoma of the extremities treated with neoadjuvant chemotherapy in a single institution [J]. European journal of cancer (Oxford, England: 1990), 2005, 41 (14): 2079-85.

[90] PICCI P, SANGIORGI L, ROUGRAFF B, et al. Relationship of chemotherapy-induced necrosis and surgical margins to local recurrence in osteosarcoma [J]. Journal of clinical oncology: official journal of the American Society of Clinical Oncology, 1994, 12 (12): 2699-705.

[91] CHOU A, KLEINERMAN E, KRAILO M, et al. Addition of muramyl tripeptide to chemotherapy for patients with newly di-

骨肿瘤

参考文献

agnosed metastatic osteosarcoma: a report from the Children's Oncology Group [J]. Cancer, 2009, 115 (22): 5339-48.

[92] BIELACK SS, SMELAND S, WHELAN JS, et al. Methotrexate, Doxorubicin, and Cisplatin (MAP) Plus Maintenance Pegylated Interferon Alfa -2b Versus MAP Alone in Patients With Resectable High-Grade Osteosarcoma and Good Histologic Response to Preoperative MAP: First Results of the EURAMOS-1 Good Response Randomized Controlled Trial [J]. J Clin Oncol, 2015, 33 (20): 2279-87.

[93] D'ANGELO S, MAHONEY M, VAN TINE B, et al. Nivolumab with or without ipilimumab treatment for metastatic sarcoma (Alliance A091401): two open-label, non-comparative, randomised, phase 2 trials [J]. The Lancet Oncology, 2018, 19 (3): 416-26.

[94] TAWBI H, BURGESS M, BOLEJACK V, et al. Pembrolizumab in advanced soft -tissue sarcoma and bone sarcoma (SARC028): a multicentre, two-cohort, single-arm, open-label, phase 2 trial [J]. The Lancet Oncology, 2017, 18 (11): 1493-501.

[95] LE CESNE A, MAREC-BERARD P, BLAY J, et al. Programmed cell death 1 (PD-1) targeting in patients with advanced osteosarcomas: results from the PEMBROSARC study [J]. European journal of cancer (Oxford, England: 1990), 2019, 119: 151-7.

[96] XIE L, XU J, SUN X, et al. Apatinib plus camrelizumab (anti-PD1 therapy, SHR -1210) for advanced osteosarcoma (APFAO) progressing after chemotherapy: a single-arm, open-label, phase 2 trial [J]. Journal for immunotherapy of cancer, 2020, 8 (1).

[97] NAVID F, SONDEL P, BARFIELD R, et al. Phase I trial of a novel anti-GD2 monoclonal antibody, Hu14.18K322A, de-

signed to decrease toxicity in children with refractory or recurrent neuroblastoma [J]. Journal of clinical oncology: official journal of the American Society of Clinical Oncology, 2014, 32（14）: 1445-52.

[98] 樊代明. 整合肿瘤学•基础卷 [J]. 西安：世界图书出版西安有限公司, 2021.

[99] 樊代明. 整合肿瘤学•临床卷 [J]. 北京：科学出版社, 2021.

[100] BACCI G, PICCI P, RUGGIERI P, et al. Primary chemotherapy and delayed surgery（neoadjuvant chemotherapy）for osteosarcoma of the extremities. The Istituto Rizzoli Experience in 127 patients treated preoperatively with intravenous methotrexate（high versus moderate doses）and intraarterial cisplatin [J]. Cancer, 1990, 65（11）: 2539-53.

[101] SCULLY S, TEMPLE H, O'KEEFE R, et al. The surgical treatment of patients with osteosarcoma who sustain a pathologic fracture [J]. Clinical orthopaedics and related research, 1996,（324）: 227-32.

[102] WITTIG JC, BICKELS J, PRIEBAT D, et al. Osteosarcoma: a multidisciplinary approach to diagnosis and treatment [J]. Am Fam Physician, 2002, 65（6）: 1123-32.

[103] PICCI P. Osteosarcoma（osteogenic sarcoma）[J]. Orphanet journal of rare diseases, 2007, 2: 6.

[104] BIELACK S, JüRGENS H, JUNDT G, et al. Osteosarcoma: the COSS experience [J]. Cancer treatment and research, 2009, 152: 289-308.

[105] FERRARI S, PALMERINI E, STAALS E, et al. The treatment of nonmetastatic high grade osteosarcoma of the extremity: review of the Italian Rizzoli experience. Impact on the future [J]. Cancer treatment and research, 2009, 152: 275-87.

[106] MEI J, ZHU X, WANG Z, et al. Functional outcomes and

quality of life in patients with osteosarcoma treated with amputation versus limb-salvage surgery: a systematic review and meta-analysis [J]. Archives of orthopaedic and trauma surgery, 2014, 134 (11): 1507-16.

[107] VIJAYAKUMAR V, LOWERY R, ZHANG X, et al. Pediatric osteosarcoma: a single institution's experience [J]. Southern medical journal, 2014, 107 (11): 671-5.

[108] 牛晓辉, 蔡槚伯, 张清, 等. IIB期肢体骨肉瘤189例综合治疗临床分析 [J]. 中华骨科杂志, 2005, 2005 (24): 1576-9.

[109] DURR HR, BAKHSHAI Y, RECHL H, et al. Resection margins in bone tumors: what is adequate? [J]. Unfallchirurg, 2014, 117 (7): 593-9.

[110] CAMPANACCI M, BACCI G, BERTONI F, et al. The treatment of osteosarcoma of the extremities: twenty year's experience at the Istituto Ortopedico Rizzoli [J]. Cancer, 1981, 48 (7): 1569-81.

[111] UCHIDA A, MYOUI A, ARAKI N, et al. Neoadjuvant chemotherapy for pediatric osteosarcoma patients [J]. Cancer, 1997, 79 (2): 411-5.

[112] DINçBAŞ F, KOCA S, MANDEL N, et al. The role of preoperative radiotherapy in nonmetastatic high-grade osteosarcoma of the extremities for limb-sparing surgery [J]. International journal of radiation oncology, biology, physics, 2005, 62 (3): 820-8.

[113] JAFFE N. Osteosarcoma: review of the past, impact on the future. The American experience [J]. Cancer treatment and research, 2009, 152: 239-62.

[114] 蔡槚伯, 牛晓辉, 张清. 肢体原发成骨肉瘤综合治疗的远期结果 [J]. 中华外科杂志, 2000, 000 (005): 8-10.

[115] NESS K, NEEL M, KASTE S, et al. A comparison of func-

tion after limb salvage with non-invasive expandable or modular prostheses in children [J]. European journal of cancer（Oxford, England: 1990）, 2014, 50（18）: 3212-20.

[116] 牛晓辉. 恶性骨肿瘤外科治疗的术前计划及术后评估 [J]. 中华外科杂志, 2007, 45（10）: 699-701.

[117] LASCELLES B, DERNELL W, CORREA M, et al. Improved survival associated with postoperative wound infection in dogs treated with limb-salvage surgery for osteosarcoma [J]. Annals of surgical oncology, 2005, 12（12）: 1073-83.

[118] LI J, WANG Z, GUO Z, et al. Irregular osteotomy in limb salvage for juxta-articular osteosarcoma under computer-assisted navigation [J]. Journal of surgical oncology, 2012, 106（4）: 411-6.

[119] Enneking W F, Spanier S S, Goodman M A. A system for the surgical staging of musculoskeletal sarcoma.[J]. Clinical orthopaedics and related research, 1980（153）: 106-120.

[120] WEEDEN S, GRIMER R, CANNON S, et al. The effect of local recurrence on survival in resected osteosarcoma [J]. European journal of cancer（Oxford, England: 1990）, 2001, 37（1）: 39-46.

[121] TAKEUCHI A, LEWIS V, SATCHER R, et al. What are the factors that affect survival and relapse after local recurrence of osteosarcoma? [J]. Clinical orthopaedics and related research, 2014, 472（10）: 3188-95.

[122] SIMON M, ASCHLIMAN M, THOMAS N, et al. Limb-salvage treatment versus amputation for osteosarcoma of the distal end of the femur [J]. The Journal of bone and joint surgery American volume, 1986, 68（9）: 1331-7.

[123] GOORIN A, PEREZ-ATAYDE A, GEBHARDT M, et al. Weekly high-dose methotrexate and doxorubicin for osteosarcoma: the Dana-Farber Cancer Institute/the Children's Hos-

骨
肿
瘤

参
考
文
献

pital--study III [J]. Journal of clinical oncology: official journal of the American Society of Clinical Oncology, 1987, 5 (8): 1178-84.

[124] ROUGRAFF B, SIMON M, KNEISL J, et al. Limb salvage compared with amputation for osteosarcoma of the distal end of the femur. A long-term oncological, functional, and quality-of-life study [J]. The Journal of bone and joint surgery American volume, 1994, 76 (5): 649-56.

[125] O'CONNOR MI, FH S. Salvage of the limb in the treatment of malignant pelvic tumors [J]. 1989, 71 (4): 481-94.

[126] O'CONNOR M. Malignant pelvic tumors: limb-sparing resection and reconstruction [J]. Seminars in surgical oncology, 1997, 13 (1): 49-54.

[127] PRING M, WEBER K, UNNI K, et al. Chondrosarcoma of the pelvis. A review of sixty-four cases [J]. The Journal of bone and joint surgery American volume, 2001, 83 (11): 1630-42.

[128] SHERMAN C, O'CONNOR M, SIM F. Survival, local recurrence, and function after pelvic limb salvage at 23 to 38 years of followup [J]. Clinical orthopaedics and related research, 2012, 470 (3): 712-27.

[129] HR C. General principles of tumors [J]. Philadelphis, 2003: PA: Mosby; 2003.

[130] GITELIS S, MALAWER M, MACDONALD D, et al. Principles of limb salvage surgery [J]. chapmans orthopaedic surgery, 2001.

[131] ANDREOU D, BIELACK S, CARRLE D, et al. The influence of tumor- and treatment-related factors on the development of local recurrence in osteosarcoma after adequate surgery. An analysis of 1355 patients treated on neoadjuvant Cooperative Osteosarcoma Study Group protocols [J]. Annals of

oncology: official journal of the European Society for Medical Oncology, 2011, 22 (5): 1228-35.

[132] KUMTA S, CHOW T, GRIFFITH J, et al. Classifying the location of osteosarcoma with reference to the epiphyseal plate helps determine the optimal skeletal resection in limb salvage procedures [J]. Archives of orthopaedic and trauma surgery, 1999, 119: 327-31.

[133] CHO H, OH J, HAN I, et al. Joint-preserving limb salvage surgery under navigation guidance [J]. Journal of surgical oncology, 2009, 100 (3): 227-32.

[134] LIANG H, GUO W, TANG X, et al. Venous Tumor Thrombus in Primary Bone Sarcomas in the Pelvis: A Clinical and Radiographic Study of 451 Cases [J]. The Journal of bone and joint surgery American volume, 2021, 103 (16): 1510-1520.

[135] SAKURABA M, KIMATA Y, IIDA H, et al. Pelvic ring reconstruction with the double-barreled vascularized fibular free flap [J]. Plastic and reconstructive surgery, 2005, 116 (5): 1340-5.

[136] GERRAND C, WUNDER J, KANDEL R, et al. Classification of positive margins after resection of soft-tissue sarcoma of the limb predicts the risk of local recurrence [J]. The Journal of bone and joint surgery British volume, 2001, 83 (8): 1149-55.

[137] OZAKI T, HILLMANN A, BETTIN D, et al. High complication rates with pelvic allografts. Experience of 22 sarcoma resections [J]. Acta orthopaedica Scandinavica, 1996, 67 (4): 333-8.

[138] HILLMANN A, HOFFMANN C, GOSHEGER G, et al. Tumors of the pelvis: complications after reconstruction [J]. Arch Orthop Trauma Surg, 2003, 123 (7): 340-4.

[139] YUEN A, EK E, CHOONG P. Research: Is resection of tumours involving the pelvic ring justified?: A review of 49 consecutive cases [J]. International seminars in surgical oncology: ISSO, 2005, 2 (1): 9.

[140] BELL R, DAVIS A, WUNDER J, et al. Allograft reconstruction of the acetabulum after resection of stage-IIB sarcoma. Intermediate-term results [J]. The Journal of bone and joint surgery American volume, 1997, 79 (11): 1663-74.

[141] FRASSICA F, CHAO E, SIM F. Special problems in limb-salvage surgery [J]. Seminars in surgical oncology, 1997, 13 (1): 55-63.

[142] SATCHER R, O'DONNELL R, JOHNSTON J. Reconstruction of the pelvis after resection of tumors about the acetabulum [J]. Clinical orthopaedics and related research, 2003, (409): 209-17.

[143] HOFFMANN C, GOSHEGER G, GEBERT C, et al. Functional results and quality of life after treatment of pelvic sarcomas involving the acetabulum [J]. The Journal of bone and joint surgery American volume, 2006, 88 (3): 575-82.

[144] HUGATE R, SIM F. Pelvic reconstruction techniques [J]. The Orthopedic clinics of North America, 2006, 37 (1): 85-97.

[145] SCHWAMEIS E, DOMINKUS M, KREPLER P, et al. Reconstruction of the pelvis after tumor resection in children and adolescents [J]. Clinical orthopaedics and related research, 2002, (402): 220-35.

[146] SYS G, UYTTENDAELE D, POFFYN B, et al. Extracorporeally irradiated autografts in pelvic reconstruction after malignant tumour resection [J]. Int Orthop, 2002, 26 (3): 174-8.

[147] TANG X, GUO W, YANG R, et al. Acetabular Reconstruc-

tion With Femoral Head Autograft After Intraarticular Resection of Periacetabular Tumors is Durable at Short-term Follow-up [J]. Clinical orthopaedics and related research, 2017, 475 (12): 3060-70.

[148] ABUDU A, GRIMER R, CANNON S, et al. Reconstruction of the hemipelvis after the excision of malignant tumours. Complications and functional outcome of prostheses [J]. The Journal of bone and joint surgery British volume, 1997, 79 (5): 773-9.

[149] GRIMER RJ, CARTER SR, TILLMAN RM, et al. Osteosarcoma of the pelvis [J]. J Bone Joint Surg Br, 1999, 81 (5): 796-802.

[150] WIRBEL RJ, SCHULTE M, WE M. Surgical treatment of pelvic sarcomas: oncologic and functional outcome [J]. Clin Orthop Relat Res, 2001, 390 (390): 190-205.

[151] CAMPANACCI M, R C. Pelvic resections: the Rizzoli Institute experience [J]. Orthop Clin North Am, 1991, 22 (1): 65-86.

[152] DELLOYE C, BANSE X, BRICHARD B, et al. Pelvic reconstruction with a structural pelvic allograft after resection of a malignant bone tumor [J]. The Journal of bone and joint surgery American volume, 2007, 89 (3): 579-87.

[153] GUO W, LI D, TANG X, et al. Reconstruction with modular hemipelvic prostheses for periacetabular tumor [J]. Clinical orthopaedics and related research, 2007, 461: 180-8.

[154] JI T, YANG Y, TANG X, et al. 3D-Printed Modular Hemipelvic Endoprosthetic Reconstruction Following Periacetabular Tumor Resection: Early Results of 80 Consecutive Cases [J]. The Journal of bone and joint surgery American volume, 2020, 102 (17): 1530-41.

[155] YANG Y, GUO W, YANG R, et al. [Reimplantation of devi-

talized tumor-bearing bone in pelvic reconstruction after en-bloc tumor resection] [J]. Zhonghua wai ke za zhi [Chinese journal of surgery], 2014, 52 (10): 754-9.

[156] HAM S, SCHRAFFORDT KOOPS H, VETH R, et al. External and internal hemipelvectomy for sarcomas of the pelvic girdle: consequences of limb-salvage treatment [J]. European journal of surgical oncology: the journal of the European Society of Surgical Oncology and the British Association of Surgical Oncology, 1997, 23 (6): 540-6.

[157] GUO W, SUN X, JI T, et al. Outcome of surgical treatment of pelvic osteosarcoma [J]. Journal of surgical oncology, 2012, 106 (4): 406-10.

[158] ZHANG Y, GUO W, TANG X, et al. En bloc resection of pelvic sarcomas with sacral invasion: a classification of surgical approaches and outcomes [J]. Bone Joint J, 2018, 100-B (6): 798-805.

[159] SPBJ M M. Musculoskeletal Cancer Surgery [J]. Kluwer Academic Publishers, 2004.

[160] FAHEY M, SPANIER S, VANDER GRIEND R. Osteosarcoma of the pelvis. A clinical and histopathological study of twenty-five patients [J]. The Journal of bone and joint surgery American volume, 1992, 74 (3): 321-30.

[161] HAM S, KROON H, KOOPS H, et al. Osteosarcoma of the pelvis--oncological results of 40 patients registered by The Netherlands Committee on Bone Tumours [J]. European journal of surgical oncology: the journal of the European Society of Surgical Oncology and the British Association of Surgical Oncology, 2000, 26 (1): 53-60.

[162] MATSUO T, SUGITA T, SATO K, et al. Clinical outcomes of 54 pelvic osteosarcomas registered by Japanese musculoskeletal oncology group [J]. Oncology, 2005, 68: 375-81.

[163] FUCHS B, HOEKZEMA N, LARSON D, et al. Osteosarcoma of the pelvis: outcome analysis of surgical treatment [J]. Clinical orthopaedics and related research, 2009, 467 (2): 510-8.

[164] SIMPSON AH, PORTER A, DAVIS A, et al. Cephalad sacral resection with a combined extended ilioinguinal and posterior approach [J]. J Bone Joint Surg Am, 1995, 77 (3): 405-11.

[165] GITSCH G, JENSEN D, HACKER N. A combined abdominoperineal approach for the resection of a large giant cell tumor of the sacrum [J]. Gynecologic oncology, 1995, 57 (1): 113-6.

[166] 陈晓亮, 胡有谷. 原发性骶骨肿瘤的手术治疗 [J]. 中国脊柱脊髓杂志, 1998, 8 (2): 16-8.

[167] LIUHONG W, MINMING Z. Well-differentiated intraosseous osteosarcoma in the sacrum: a case report [J]. Iranian journal of radiology: a quarterly journal published by the Iranian Radiological Society, 2013, 10 (3): 175-8.

[168] ZANG J, GUO W, YANG R, et al. Is total en bloc sacrectomy using a posterior-only approach feasible and safe for patients with malignant sacral tumors? [J]. Journal of neurosurgery Spine, 2015, 22 (6): 563-70.

[169] GUNTERBERG B, ROMANUS B, STENER B. Pelvic strength after major amputation of the sacrum. An exerimental study [J]. Acta orthopaedica Scandinavica, 1976, 47 (6): 635-42.

[170] GUNTERBERG B. Effects of major resection of the sacrum. Clinical studies on urogenital and anorectal function and a biomechanical study on pelvic strength [J]. Acta orthopaedica Scandinavica Supplementum, 1976, 162: 1-38.

[171] HUGATE R, DICKEY I, PHIMOLSARNTI R, et al. Me-

骨
肿
瘤

参
考
文
献

chanical effects of partial sacrectomy: when is reconstruction necessary? [J]. Clinical orthopaedics and related research, 2006, 450: 82-8.

[172] BEDERMAN S, SHAH K, HASSAN J, et al. Surgical techniques for spinopelvic reconstruction following total sacrectomy: a systematic review [J]. European spine journal: official publication of the European Spine Society, the European Spinal Deformity Society, and the European Section of the Cervical Spine Research Society, 2014, 23 (2): 305-19.

[173] HOUDEK M, WELLINGS E, MORAN S, et al. Outcome of Sacropelvic Resection and Reconstruction Based on a Novel Classification System [J]. The Journal of bone and joint surgery American volume, 2020, 102 (22): 1956-65.

[174] WEI R, GUO W, YANG R, et al. en blocReconstruction of the pelvic ring after total sacrectomy using a 3D-printed sacral endoprosthesis with re-establishment of spinopelvic stability: a retrospective comparative study [J]. The bone & joint journal, 2019, 101-B (7): 880-8.

[175] MI C, LU H, LIU H. Surgical excision of sacral tumors assisted by occluding the abdominal aorta with a balloon dilation catheter: a report of 3 cases [J]. Spine, 2005, 30 (20): E614-6.

[176] TANG X, GUO W, YANG R, et al. Use of aortic balloon occlusion to decrease blood loss during sacral tumor resection [J]. The Journal of bone and joint surgery American volume, 2010, 92 (8): 1747-53.

[177] 徐懋，张耕，韦峰，等.球囊阻断低位腹主动脉在腰骶骨肿瘤手术中的应用 [J]. 中国微创外科杂，2010, 2 (3): 147-9.

[178] HUANG L, GUO W, YANG R, et al. Proposed Scoring System for Evaluating Neurologic Deficit after Sacral Resection:

Functional Outcomes of 170 Consecutive Patients [J]. Spine，2016，41（7）：628-37.

[179] 范胜利，杨惠林，徐华中，等 . 骶骨肿瘤骶神经切除后肛门直肠及膀胱排便功能的观察 [J]. 中国肿瘤临床，2005，8：466-8.

[180] 郑龙坡，蔡郑东 . 射频消融技术在骨肿瘤治疗中的应用 [J]. 国际骨科学杂志，2006，27（4）：220-4.

[181] BORIANI S，BIAGINI R，DE IURE F，et al. En bloc resections of bone tumors of the thoracolumbar spine. A preliminary report on 29 patients [J]. Spine，1996，21（16）：1927-31.

[182] BORIANI S，WEINSTEIN J，BIAGINI R. Primary bone tumors of the spine. Terminology and surgical staging [J]. Spine，1997，22（9）：1036-44.

[183] TOMITA K，KAWAHARA N，BABA H，et al. Total en bloc spondylectomy. A new surgical technique for primary malignant vertebral tumors [J]. Spine，1997，22（3）：324-33.

[184] KREPLER P，WINDHAGER R，BRETSCHNEIDER W，et al. Total vertebrectomy for primary malignant tumours of the spine [J]. J Bone Joint Surg Br，2002，84（5）：712-5.

[185] MAZEL C，GRUNENWALD D，LAUDRIN P，et al. Radical excision in the management of thoracic and cervicothoracic tumors involving the spine：results in a series of 36 cases [J]. Spine，2003，28（8）：782-92；discussion 92.

[186] FISHER C，KEYNAN O，BOYD M，et al. The surgical management of primary tumorsof the spine：initial results of an ongoing prospective cohort study [J]. Spine，2005，30（16）：1899-908.

[187] LILJENQVIST U，LERNER T，HALM H，et al. En bloc spondylectomy in malignant tumors of the spine [J]. European spine journal：official publication of the European Spine Society，the European Spinal Deformity Society，and the Europe-

an Section of the Cervical Spine Research Society, 2008, 17 (4): 600-9.

[188] BARWICK K, HUVOS A, SMITH J. Primary osteogenic sarcoma of the vertebral column: a clinicopathologic correlation of ten patients [J]. Cancer, 1980, 46 (3): 595-604.

[189] SHIVES TC, DAHLIN DC, SIM FH, et al. Osteosarcoma of the spine [J]. J Bone Joint Surg Am, 1986, 68 (5): 660-8.

[190] TIGANI D, PIGNATTI G, PICCI P, et al. Vertebral osteosarcoma [J]. Ital J Orthop Traumatol, 1988, 14 (1): 5-13.

[191] PICCI P, MERCURI M, FERRARI S, et al. Survival in high-grade osteosarcoma: improvement over 21 years at a single institution [J]. Annals of oncology: official journal of the European Society for Medical Oncology, 2010, 21 (6): 1366-73.

[192] KREPLER P, WINDHAGER R, TOMA C, et al. Dura resection in combination with en bloc spondylectomy for primary malignant tumors of the spine [J]. Spine, 2003, 28 (17): E334-8.

[193] FUJITA T, UEDA Y, KAWAHARA N, et al. Local spread of metastatic vertebral tumors. A histologic study [J]. Spine, 1997, 22 (16): 1905-12.

[194] OZAKI T, FLEGE S, LILJENQVIST U, et al. Osteosarcoma of the spine: experience of the Cooperative Osteosarcoma Study Group [J]. Cancer, 2002, 94 (4): 1069-77.

[195] SCHOENFELD A, HORNICEK F, PEDLOW F, et al. Osteosarcoma of the spine: experience in 26 patients treated at the Massachusetts General Hospital [J]. The spine journal: official journal of the North American Spine Society, 2010, 10 (8): 708-14.

[196] SCHWAB J, GASBARRINI A, BANDIERA S, et al. Osteosarcoma of the mobile spine [J]. Spine, 2012, 37 (6):

E381-6.

[197] FENG D, YANG X, LIU T, et al. Osteosarcoma of the spine: surgical treatment and outcomes [J]. World journal of surgical oncology, 2013, 11 (1): 89.

[198] LIM J, SHARMA H, MACDUFF E, et al. Primary osteosarcoma of the spine: a review of 10 cases [J]. Acta orthopaedica Belgica, 2013, 79 (4): 457-62.

[199] ZILS K, BIELACK S, WILHELM M, et al. Osteosarcoma of the mobile spine [J]. Annals of oncology: official journal of the European Society for Medical Oncology, 2013, 24 (8): 2190-5.

[200] COHEN Z, FOURNEY D, MARCO R, et al. Total cervical spondylectomy for primary osteogenic sarcoma. Case report and description of operative technique [J]. Journal of neurosurgery, 2002, 97 (3 Suppl): 386-92.

[201] CHOU D, WANG V. Two-level en bloc spondylectomy for osteosarcoma at the cervicothoracic junction [J]. Journal of clinical neuroscience: official journal of the Neurosurgical Society of Australasia, 2009, 16 (5): 698-700.

[202] 肖建如. 前、后联合入路全脊椎切除附加内固定治疗颈椎骨肿瘤39例报告 [J]. 中华外科杂志, 2005, (12): 795-8.

[203] KEMPF-BIELACK B, BIELACK S, JüRGENS H, et al. Osteosarcoma relapse after combined modality therapy: an analysis of unselected patients in the Cooperative Osteosarcoma Study Group (COSS) [J]. Journal of clinical oncology: official journal of the American Society of Clinical Oncology, 2005, 23 (3): 559-68.

[204] ABE E, KOBAYASHI T, MURAI H, et al. Total spondylectomy for primary malignant, aggressive benign, and solitary metastatic bone tumors of the thoracolumbar spine [J]. Journal of spinal disorders, 2001, 14 (3): 237-46.

[205] PUNZALAN M，HYDEN G. The role of physical therapy and occupational therapy in the rehabilitation of pediatric and adolescent patients with osteosarcoma [J]. Cancer treatment and research，2009，152：367-84.

第二篇　骨巨细胞瘤

流行病学

　　骨巨细胞瘤（Giant Cell Tumor，GCT）是一种原发交界性骨肿瘤，1818年由Copper首次描述，占所有原发性骨肿瘤的3%~5%，良性骨肿瘤的15%，在东亚人群更为常见。GCT好发于20~40岁。在四肢长骨中，股骨远端、胫骨近端、桡骨远端和肱骨近端最为多见，骨盆和脊柱等中轴骨也常受累。常规刮除术后局部复发率较高，肺转移率1%~9%。极少数可转化为高度恶性骨肉瘤，预后差。多中心GCT偶见于个案报道。

— 第二章 —

预防及筛查

由于GCT好发于20~40岁且常位于长骨骨端偏心性生长，因此对该年龄段患者出现上述部位临床症状时，应进行必要的影像学检查，做到早诊早治，避免误诊漏诊。对无法进行正规治疗的基层医院，应做好疾病的初筛工作，完善病变部位的影像学检查，包括X线、CT及MRI等检查，转诊至针对骨肿瘤的上级医院。

第三章

诊断

第一节 影像学诊断

初始检查应包括病史、体格检查、原发病灶全面的影像学检查（X线、CT和MRI）。X线检查为最基本和首选的检查方式，CT有助于确定骨皮质破坏范围，而评估肿瘤侵犯周围软组织及神经血管时首选MRI。CT和MRI增强扫描还可提供肿瘤血供信息。骨扫描检查可用于除外多中心GCT。PET/CT已应用于治疗前分期、监测肿瘤进展速度和评估辅助治疗疗效。胸部影像学对确定有无肺转移至关重要。血清钙、磷水平和甲状旁腺激素水平可用于排除甲状旁腺亢进棕色瘤。

第二节 活检及病理学诊断

1 病理活检

临床上，GCT应与甲状旁腺功能亢进性棕色瘤、动脉瘤样骨囊肿、软骨母细胞瘤、毛细血管扩张性骨肉瘤等鉴别。活检是确诊的最重要手段，切开活检和穿刺活检（粗针）是骨与软组肿瘤诊断中最常用的两种方法。切开活检是最准确的方法，同时可提供较多标本进行免疫组化或细胞遗传学检查，但切开活检需要患者接受全身麻醉或区域阻滞麻醉，特殊部位的切开活检还易造成局部血肿和肿瘤的播散。因此在保证获取足够标本前提下，尽量采取穿刺活检，穿刺活检一般可在局麻下进行，诊断准确率为88%~96%。

随着影像学技术发展，影像学定位下的穿刺活检越来越多地在诊断原发和继发骨肿瘤中得到应用。活检应在患者将会接受进一步治疗的中心进行。在活检时，应妥善固定病变骨，采取适当措施防止病理骨折发生。活检实施对保肢手术非常重要，活检不当会影响患者预后。如果活检瘢痕在肿瘤切除时未整块切除，切开活检和穿刺活检有导致肿瘤局部复发可能，这与活检道的肿瘤播散有关。穿刺活检的肿瘤播散风险低。在计划活检路径时，应保证活检带在计划切除的范围内，使手术时其切除范围可与原发肿瘤达到同样的广泛边缘。

2 病理学诊断

GCT是骨富巨细胞病变中最常见的一种。经典型

GCT呈局部侵袭性并偶见转移，恶性GCT又分为原发恶性GCT和继发恶性GCT。肉眼观察，肿瘤常位于长骨骨端偏心性生长，边界较清晰，可见骨皮质变薄或明显破坏，肿瘤组织质地常柔软，棕红色，但也可有淡黄色区域（泡沫细胞增生）或质韧的白色区域（纤维化）。有时可见血液充盈的囊性区域。

镜下观察，GCT有很强的组织学异质性。经典型GCT肿瘤主体由成片的卵圆形/梭形单核细胞和散在分布的破骨细胞样多核巨细胞构成。

单核细胞可分两类，一类是梭形基质细胞即真正的肿瘤成分；另一类是单核巨噬细胞样细胞，这些细胞属破骨细胞样细胞的前体细胞，聚集融合成为破骨细胞样多核巨细胞，属反应性成分。

巨细胞体积可很大，核数量可达50~100个，其中单核细胞的核与巨细胞的形态相似，染色质疏松，有1~2个小核仁。单核基质细胞胞质界限不清，可见核分裂象，甚至可高达20/10HPF，但常缺乏病理性核分裂。部分区域多核巨细胞数量减少，卵圆形或梭形核的单核细胞增生显著，可伴有出血、坏死、含铁血黄素沉积及泡沫细胞聚集，周围反应性梭形纤维细胞增生等。GCT中还可见小灶性或片状新生骨和软骨。脉管内瘤栓常见。

在这些组织学改变中，坏死、单核细胞轻-中度异型性、丰富的核分裂象、脉管内瘤栓等都不是诊断恶性GCT的证据，与GCT整体预后无关，但脉管内瘤栓和大片出血提示可能有更高的肺转移率。恶性GCT常见到经典型GCT区域同"肉瘤样"区域界限分明，过渡较突然。

免疫组化检测，GCT单核基质细胞H3.3G34W、H3.3G34R、H3.3G34L等抗体阳性，与基因检测一致性较好。同时也可完善H3K36M，SATB2，RANK，RANKL，SMA，P53，P16，CD68，P63，Ki67等来帮助诊断与鉴别诊断。

分子病理学进展主要在两方面，一方面是对GCT与OPG-RANK-RANKL通路及Denosumab药物使用之间关系的认识。GCT梭形基质细胞即真正的肿瘤成分高表达核因子κβ受体活化因子配体（Receptor activator of nuclear factor kappa-β ligand，RANKL），通过与单核巨噬细胞梭形细胞表面的核因子κβ受体活化因子（Receptor activator of nuclear factor kappa-β，RANK）受体结合，启动单核细胞的招募融合过程，从而形成有溶骨作用的破骨细胞。而相关药物Denosumab正是抑制了这种结合过程，从而控制GCT肿瘤进程。另一方面，约95%的GCT存在H3F3A基因突变，其中90%表现为p.Gly34Leu（p.G34W），少部分表现为p.Gly34Met，p.Gly34Arg和p.Gly34Val等，极少数为野生型突变。

第四章

治疗

第一节 治疗原则

1 对无远处转移患者

若原发灶可手术切除，建议手术切除。对原发灶虽可切除但会导致严重并发症和功能损失、或中轴骨病变无法切除者，建议使用连续选择性动脉栓塞联合Denosumab，同时还可联合干扰素或聚乙二醇-干扰素以及放疗。无法手术患者接受上述治疗后，进行定期随访监测和评估，如病情稳定或肿瘤缩小明显，病灶可切除时应选择手术治疗，切除后进行定期随访监测，如仍无法切除可继续接受上述治疗后再行评估；如病情进展建议在接受上述治疗前提下，参加临床试验或适时采取根治性手术。

2 对就诊时已发生转移者

如原发灶可切除则按上述方案治疗；如转移灶能

切除可考虑手术切除，并辅以有效的辅助治疗手段，而后进行随访监测；如转移灶无法切除则考虑以下方案：Denosumab、干扰素或聚乙二醇-干扰素、放疗以及密切观察转移灶变化。

第二节　治疗方法

1　外科治疗

对可切除的GCT，主要术式包括广泛切除和病灶内刮除。广泛切除的复发率为0~12%，刮除术为12%~65%。有研究证实，病灶内手术和肿瘤分期是导致局部复发的危险因素。Backley等报道了59例Companacci Ⅱ-Ⅲ级患者的研究，采用刮除加高速磨钻及植骨的疗法，局部复发率为12%。Prosser等报道137例以刮除术为主要治疗方式的临床随访结果，局部复发率为19%。其中Ⅰ-Ⅱ级的复发率仅为7%，而伴骨外累及的Ⅲ级为29%。

病灶内刮除术中常联合物理化学等辅助措施以降低复发率，有研究表明，液氮、石碳酸、高渗盐水等理化方法可降低局部复发。而另有报道认为术中辅助理化治疗措施并未降低局部复发率。

大多数GCT可获长期无瘤生存，因此广泛切除常致较差的远期术后功能以及更高的远期并发症发生率。因此，对于Companacci Ⅰ–Ⅱ级肿瘤应首选扩大刮除术。广泛切除主要用于Ⅲ级或其他无法刮除的肿瘤。

2　放疗

对手术切缘阳性、不可切除、进展期或复发病灶，可采用放疗或手术联合放疗方式以改善局部控制率及PFS。一项包含58例GCT（45例初治，13例复发）的回顾性研究显示，单纯接受放疗后5年局部控制率为85%，OS为94%，平均随访时间为8年。年龄是影响局部控制率（青年为96%，老年为73%）、OS（青年100%，老年87%）以及PFS（青年为96%，老年为65%）的唯一因素。其他研究表明肿瘤大于4cm、复发病灶及放疗剂量小于40Gy是导致局部控制率降低的因素。在手术完整切除难度较大的部位，三维适形调强放疗等可提高GCT的局部控制率。

手术可能导致严重并发症或功能损失/不可切除/进展期/复发病例，并对连续选择性动脉栓塞、Denosumab、IFN或PEG IFN治疗无效者，考虑行放疗（50~60Gy）。大多数指南共识未将放疗作为GCT首选辅助治疗措施，究其原因是有研究证实放疗会导致GCT恶变概率升高。

3　全身系统治疗

Denosumab（人源 RANK 配体单抗）对不可切除的 GCT 有显著疗效。在一项 II 期开放实验中（n=37），Denosumab 对不可切除或复发 GCT 有效率为 86%（30/35）（巨细胞减少 90% 或靶病灶影像学 25 周无进展）。Chawla 等报道一项开放 II 期平行对照研究，将 282 例 GCT 分为 3 组：组 1 为不可切除 GCT，组 2 为切除可导致严重并发症者，组 3 为既往参与过 Denosumab 研究者，发现 Denosumab 治疗后可使肿瘤减小并实现外科降级。在中位随访时间 13 个月的研究中，组 1 中 96%（163/169）的患者为 PFS，组 2 的平均随访时间为 9.2 个月，74%（74/100）的患者未接受手术治疗，62%（16/26）的患者接受了低风险手术。

在 2013 年 6 月，FDA 批准 Denosumab 在骨发育成熟的未成年及成年人群中，用于治疗不可切除或切除后导致严重并发症和功能损失的 GCT。有学者提出新辅助治疗模式和外科降级概念，但目前尚缺乏高质量的随机对照研究。对计划手术治疗患者术前过度用药，可能导致大量骨化、纤维增生和骨性分隔，给刮除造成困难，增加复发风险。有研究显示，术前 3~4 次用药即可达到降低血供、抑制肿瘤的效果，同时不增加骨化和纤维化。II 期临床试验表明 FDG-PET 是评估 Denosumab 早期疗效较敏感的工具。Denosumab 用药期间应避免口腔医学操作，防止发生下颌骨坏死。

中药制剂对改善患者围术期全身抵抗力具有一定疗效，同时在改善患肢术后肢体肿胀等方面具有良好效果，必要时术后可辅助中药制剂缓解手术带来的肿胀和疼痛。

第三节　不同分期 GCT 的治疗原则

1　局灶 GCT 病变，无远处转移

对于可切除肿瘤，根据病变位置、范围和残留骨质决定采取囊内刮除或广泛切除清除病灶。连续选择性动脉栓塞对皮质破坏明显或关节受累的肢体巨大 GCT，以及较大的骨盆、脊柱（骶骨）GCT 有效。有研究表明干扰素或长效干扰素治疗 GCT 也有效。

对切除可导致严重并发症或不可切除的中轴骨肿瘤，建议连续选择性动脉栓塞、Denosumab、干扰素或长效干扰素作为首选治疗。由于放疗有导致肿瘤恶变风险，当患者无法接受栓塞、Denosumab 及干扰素治疗时可采取放疗。如病情控制稳定或肿瘤缩小明显，病灶可以切除时应选择手术治疗，切除后行定期随访监测，如仍无法切除可继续接受上述治疗后再行评估；如病情进展建议在接受上述治疗前提下，参加

临床试验或适时采取根治性手术。

2 转移病变

当转移灶可切除时，推荐对原发灶采取上述治疗或对转移灶采用病灶切除术；当转移灶无法切除时，可考虑采用Denosumab、干扰素及长效干扰素、观察及放疗等手段。

第四节 四肢病灶外科治疗

1 手术方式与预后

手术是肢体GCT主要治疗手段。常用术式包括：①病灶内刮除，②边缘或广泛切除。

病灶刮除术是最常用的术式，该术式在清除肿瘤同时、最大限度地保全骨关节结构和功能，但复发率较高，部分文献报道可达12%~65%，部分研究发现肿瘤分期是导致局部复发的危险因素。Prosser等报道137例以刮除术为主要治疗的患者，局部复发率为19%。其中Campanacci Ⅰ-Ⅱ级肿瘤的复发率仅为7%，伴有骨外累及的Campanacci Ⅲ级肿瘤的复发率为29%。郭卫等报道使用病灶刮除治疗Campanacci Ⅰ-Ⅱ级，Enneking静止期或活跃期的96例四肢GCT，局部复发率为11.9%~13.5%。因此，目前对Ⅰ-Ⅱ级

GCT建议采取刮除术。

边缘或广泛切除可明显减少GCT复发，复发率为0~12%，但常导致较差的术后功能及更高的并发症发生率。广泛切除主要用于Ⅲ级或其他方式无法切除的肿瘤；也适用于腓骨近端、桡骨近端和尺骨远端的GCT，以及其他非承重骨的GCT；另外对恶性GCT，广泛切除也是比较适宜的方法。郭卫等报道使用广泛切除治疗Campanacci Ⅲ级，Enneking侵袭性的32例四肢GCT，局部复发率为6.1%。

2　肿瘤刮除后局部病灶的辅助处理

病灶刮除是GCT最常用的手术治疗方式。在肿瘤刮除同时，常辅以物理或化学方法局部处理，以消灭瘤腔壁残存的瘤细胞，包括：高速磨钻、苯酚、液氮、氯化锌、过氧化氢等，使病灶边缘产生近似广泛刮除的坏死区域，达到彻底刮除目的。

单纯病灶刮除联合植骨术复发率高达30%~60%，研究显示不同物理或化学方法局部处理消灭残存的瘤细胞后，局部复发率降低至10%~25%。Blackley对59例GCT行局部病灶刮除后用高速磨钻磨除瘤壁的方法，局部复发率仅为12%。Capanna等对138例GCT行局部刮除及苯酚处理，局部复发率为19%。Malawer等对86例GCT行局部刮除及液氮处理，局部复发率为

8%。有研究显示92例四肢GCT行病灶内刮除及氯化锌处理，经长达11年的随访发现仅13%病例出现局部复发。Balke等对42例四肢GCT行病灶内刮除辅助高速磨钻、过氧化氢灭活、骨水泥填充后局部复发率为11%，明显低于无辅助灭活的病例。

3 骨缺损的修复与重建

肢体GCT病灶内刮除术后，瘤腔可用植骨或骨水泥填充，还可联合钢板内固定重建肢体功能。广泛切除术后造成的骨关节缺损，应行复杂的个体化关节功能重建。

病灶刮除灭活后填充物选择包括自体骨、人工骨、异体骨、骨水泥。文献报道采用高速磨钻—辅助病灶内刮除—异体骨移植的复发率为12%，高速磨钻—辅助病灶内刮除—骨水泥充填复发率为14%，两者复发率较接近。病灶内刮除联合骨水泥充填对GCT的治疗具有一定优势，因其费用低、术后恢复期短，且术后出现病变复发，在X线片上会表现出低密度改变，使肿瘤复发极易识别。骨水泥聚合过程由于其本身材料细胞毒性以及聚合时释放的热量，可使瘤壁骨质深部2~3mm产生坏死，起到抗瘤作用。目前，尚无大样本、前瞻、随机、对照研究，比较不同填充物在局部刮除病灶后，对四肢GCT的疗效。单纯填充适用于病骨最大破坏横截面在50%以下或受累关节面破坏在25%以下的骨缺损。对病骨最大破坏横截面达到50%~80%或受累关节面破坏达到25%~50%时，病理骨折发生率较高，应联合钢板内固定。

肢体GCT广泛切除术常涉及关节，术后患肢功能受限，常用功能重建方法包括：关节融合术、异体半关节或大段异体骨移植术、人工关节置换术、复合体置换术。目前，人工关节置换使用最为广泛。

4 复发及转移病灶的处理

对局部复发的四肢GCT，仍按首发病例相同的原则选择术式，但病灶刮除术后填充物倾向用骨水泥。对伴有肺转移的GCT，在治疗原发病灶同时，如转移灶可切除，则考虑手术切除，并联合一种有效的辅助治疗，之后进行随访观察。对局部复发或转移病例，如病灶无法切除或切除后有严重功能缺失，则考虑Denosumab（人源RANKL单抗）、干扰素、放疗以及继续观察等处理方式。

对局部复发的四肢GCT，若未侵犯关节面，骨皮质仍完整，周围无明显软组织肿块，可考虑病灶刮除、联合局部辅助处理、骨水泥填充，否则应进行广泛切除及重建手术。Klenke回顾性分析46例局部复发GCT，发现对局部复发灶行病灶内刮除、骨水泥填充后的再次复发率为14%，而仅骨材料填充的复发率为50%。

对局部复发或转移病例，如病灶无法切除或切除后有严重功能缺失者，考虑使用Denosumab、干扰素、放疗等辅助治疗方法。在一项Ⅱ期开放实验中（n=37），Denosumab在不可切除或复发的GCT中有效率为86%（巨细胞减少90%或靶病灶25周无进展）。Chawla等报道一项开放Ⅱ期平行对照研究，将282例GCT患者分3组：组1为不可切除的GCT、组2为切除可导致严重并发症的患者、组3为既往参与过Denosumab研究的患者，Denosumab治疗后可使肿瘤减小或高风险手术的需求降低。在中位随访时间为13个月研究中，组1中96%（163/169）为PFS。组2平均随访为9.2个月，74%（74/100）的可评估患者未接受手术治疗，62%（16/26）的患者接受了低风险手术。

在2013年6月，FDA批准Denosumab用于骨发育成熟的未成年及成年患者，治疗不可切除或切除后导致严重并发症的GCT。Kaiser等报道使用干扰素治疗GCT肺转移患者，获得12个月的PFS。Malone等回顾性分析使用局部放疗治疗13例局部复发GCT，5年局部控制率达85%。

在全部GCT中，1%~3%会出现肺转移，而在局部复发病例中，肺转移比例约6%。Tubbs对13例肺转移的四肢GCT回顾性分析，发现对转移灶行手术切除可获长期无瘤生存。

5 肿瘤影像分级与手术方式选择

影像及临床表现与GCT预后关系密切，因此GCT临床及影像分级是术式选择的重要依据。

Jaffe将GCT病理分为三级，但单纯的病理学分级在临床上常无法反映GCT的生物学行为。因此，Enneking和Campanacci根据影像学及临床表现提出不同的GCT分级。Enneking分期是在临床、X线表现和病理学三者结合基础上进行的临床分期。Ⅰ期，无临床症状，X线表现有病灶，病理变化呈良性；Ⅱ期，有临床症状，X线表现明显，病灶呈膨胀性，但骨皮质尚完整未穿破，病理变化呈良性；Ⅲ期，有临床症状，X线表现明显，病灶呈侵袭性，伴骨皮质缺损，形成软组织肿块，病灶可伸展至软骨下，甚至侵犯关节，病理变化良性、侵袭性或恶性。

Campanacci依据X线表现将GCT分三期：Ⅰ期为静止期，GCT在X线表现为边界明显和完整的局限性骨肿瘤，对周围骨组织无明显侵犯；Ⅱ期为活跃期，肿瘤边界仍清晰，可观察到其呈膨胀性生长，周围骨皮质变薄；Ⅲ期GCT边界已难分辨，病灶呈恶性肿瘤方式生长，可有骨皮质穿破，软组织受累，甚至发生病理骨折。

GCT临床分级越高，局部复发可能性越大。Prosser回顾性分析137例初发GCT发现：病灶被刮除后，Campanacci Ⅰ、Ⅱ期局部复发率为7%，Ⅲ期局部复发率达29%。目前建议对Enneking Ⅰ、Ⅱ期或Campanacci Ⅰ、Ⅱ期的四肢GCT常可实行病灶内刮除术，对Enneking Ⅲ期或Campanacci Ⅲ期的四肢GCT可考虑广泛切除术。

国内杨迪生等报道病骨最大破坏横截面在50%以下或受累关节面破坏在25%以下时，给予病灶刮除、植骨填充即可；对病骨最大破坏横截面达50%~80%或受累关节面破坏达25%~50%时，发生病理骨折的风险加大，应联合应用内固定。对病骨破坏较大、关节面破坏超50%、桡骨和尺骨远端以及其他非承重骨部位的GCT，广泛切除是比较适宜的方法。

第五节　骨盆环GCT（骨盆、骶骨）

GCT是骨盆及骶骨较常见的原发性骨肿瘤之一，骶骨、骨盆GCT分别占全身GCT的4%~5%和1.5%~6.1%。由于侵袭性较高、局部解剖复杂、症状隐匿、术中出血多、复发率高等特点，骨盆及骶骨GCT的外科治疗仍是一个难题。难点主要集中在外科切除边界的选择、术中出血的控制、骶神经的保留及辅助治疗方法的选择等。

骶骨及骨盆GCT局部复发率高，主要影响因素包括肿瘤分级及外科切除边界等因素。骶骨及骨盆GCT多毗邻盆腔大血管，周围解剖结构复杂，术中出血量大，影响术野，干扰外科操作。骨盆及骶骨GCT手术方式多样，对初发骶骨GCT，多选择保守的手术治疗（刮除或部分切除），在有效的术中出血控制情况下，可获得较低复发率及良好功能状态。

1 骶骨GCT外科边界的选择和预后

对首诊骶骨GCT患者而言，对任何Campanacci分级，尽量采取高位骶椎（S_1和S_2）刮除术，低位骶椎（S_3及以下）广泛或边缘切除的方法。

GCT尽管组织学为良性，但具很明显侵袭性，局部复发率高，尤其是位于骶骨的GCT，术后复发率高于四肢GCT。囊内刮除能充分保留神经根、保护盆腔脏器和维持骨盆环稳定，但增加肿瘤术后复发风险。有研究显示其复发率甚至超过50%。

骶骨GCT位置深在、瘤体大、术中出血多，分离瘤体时要保护骶神经根，且多数肿瘤常侵犯高位骶椎及骶髂关节，因此广泛切除难以实施。有研究推荐保守的外科切除方案，即高位骶椎（S_1和S_2）首选刮除术，病灶刮除后辅以高速磨钻磨除，达到近似病灶内边缘切除的效果；低位骶椎（S_3及以下）首选广泛切除或边缘切除，根据情况尽量保留S_3神经根；对同时侵犯高位和低位骶骨者，S_3及以下部分行广泛切除或边缘切除，而S_2及以上部分采用刮除术。该种手术策略得到较多学者的认同，优点在保持脊柱及骨盆连续性，手术操作较易实现且快速，降低潜在的出血和术中致死风险。同时也确保瘤壁处理彻底，降低医源性神经根损害及相关并发症发生。

2 骶骨GCT复发病例的处理

骶骨GCT复发病例，可在充分控制术中出血和Denosumab保护下行二次刮除或整块切除。对侵及S_2以上椎体的GCT，切除后应行腰骶髂重建恢复骨盆环稳定，而S_2椎体未受侵犯者，仅行单纯整块切除，无须重建腰骶髂稳定性。

骶骨GCT术后初次复发，可据肿瘤侵犯情况再行手术切除。但对复发肿瘤，病变范围常更大，血供也较丰富，需在充分控制术中出血情况下行保留神经根的切刮术，术后辅助放疗及药物治疗等。肿瘤的完整切除势必可减少复发，但牺牲神经功能带来的相关并发症也不容忽视。对部分病例，可反复栓塞骶骨GCT的供瘤血管，从而达到局部控制骶骨GCT的效果，尤其是肿瘤较大者。有研究者强调该治疗手段的优势，可在反复栓塞供瘤血管的基础上，选择其他治疗措施，包括手术等。

关于骶骨切除程度与是否重建，一直以来是争论焦点。以往临床研究显示，手术保留至少$1/2S_1$的患者，术后并不会出现腰骶髂不稳。Gunterberg等研究发现，S_1以下切除者，骨盆环稳定性降低30%，骶骨岬下1cm以远切除者降低50%，并认为骶骨次全切除术后早期患者站立时可完全负重。研究显示经S_1神经孔下缘水平切除骶骨组能承受术后活动而不发生骨折，而经上缘水平切除者则难以承受。也有研究发现，经S_1椎体以下平面切除骶骨时，骨盆环稳定性受到一定影响，但不是行腰骶髂局部重建的绝对指征，可据年龄、体重、骨质条件、经济状况等因素综合考虑，决定是否重建。而当切除平面涉及S_1椎体（下$1/4$~$1/2S_1$平面）时，骶髂关节应力过度集中，整个骨盆稳定性大幅下降，极易发生残留骶骨骨折或脊椎下沉，需行腰骶髂局部重建以增强骶髂关节稳定性。

3 骶骨GCT再次复发病例的处理

骶骨GCT再次复发病例，应据肿瘤侵犯情况及患者需求个性化制定手术策略，部分患者可能从手术中受益。

骶骨GCT术后再次复发，可据肿瘤侵犯情况决定是否再行手术切除。对年轻患者，若肿瘤未广泛浸润，主要神经血管、盆腔脏器等未受累，征求患者及家属意见后，可考虑再次手术。如肿瘤完整切除可能导致严重并发症时，可考虑行保留神经根的切刮术，术后辅助放疗及药物等其他治疗方案，可能更适合患者。对广泛浸润的难切性肿瘤，进一步切刮术势必可以减瘤，但牺牲神经功能带来的相关并发症也不能忽视，常导致较差的术后功能以及更高的并发症发生率。因此，对这部分病例以及老年再次复发患者，可反复栓塞骶骨供瘤血管，一般在栓塞3~4月后疼痛减轻，数年后瘤体有不同程度减小。选择性动脉栓塞治疗骶骨GCT，可单独应用或联用其他方法，以作为手术切除的一种替代治疗方法，从而达到局部控制的效果。部分病例也可通过单纯放疗控制，剂量常在40~70Gy，优势在于避免手术切除相关并发症发生，但也会引起局部皮肤损害及纤维化以及与放射相关的恶变或肉瘤变。

4 骨盆GCT外科边界的选择和预后

对骨盆GCT初始治疗方案为切缘阴性的广泛切除，边缘和囊内切除适用于病灶较小、边界清楚、术野易于清晰暴露的病例。

由于骨盆解剖复杂以及GCT具有侵袭性，目前骨盆 GCT 尚无标准的治疗策略，尤其是累及骨盆 II 区的GCT。既往的治疗方式包括放疗、囊内刮除和广泛切除等。骨盆 GCT 未行广泛切除的局部复发率为 43%，Leggon 等报道囊内刮除的复发率约为 41%，但广泛切除可确保肿瘤邻近肌肉附着点切除干净，短期随访未见复发病例。

考虑到 GCT 局部侵袭性生长的特点，首次外科切除对肿瘤局部控制至关重要，广泛切除有助于控制局部复发。当骨盆 GCT 侵犯髋臼内上壁时，行囊内刮除后并无可供植骨或骨水泥填充的腔室。外科切除方式的选择需平衡患者局部复发率及肿瘤切除相关并发症的发生率。

骨盆 GCT 的治疗一直是一个挑战，主要争议在如何选择有效控制局部复发的切除方式及切除后髋关节的功能重建方式。尽管广泛切除后假体重建相关并发症发生率高，但局部复发率低，可征求患者同意后，选择广泛切除方式。

5 骨盆 GCT 复发病例的处理

骨盆 GCT 复发病例，应根据肿瘤侵犯情况及患者需求个性化制定治疗策略，部分患者可能从手术中受益。

骨盆 GCT 复发病例，若复发肿瘤未广泛浸润，主要神经血管、盆腔脏器等未受累，可实现整块切除情况下，征求患者及家属同意后，在充分控制术中出血前提下予以再次手术。当肿瘤广泛浸润周围血管及盆腔脏器时，完整切除已难以实现，手术势必导致严重并发症及较差的肢体功能时，结合放疗及药物等其他治疗方案，可能更适合患者。

6 骨盆/骶骨GCT外科手术出血控制

充分有效地控制术中出血，有助于清晰显示肿瘤切缘，彻底切除肿瘤以降低术后复发率。减少术中出血的手段有很多，需个性化选择。相比低压麻醉、供瘤血管栓塞及切开临时阻断髂血管，应用腹主动脉内球囊阻断技术有一定的优势。

骶骨GCT术中出血较大，有研究显示，出血最高者甚至超过35000ml。在无充分止血或充分备血情况下，术中视野不清及肿瘤细胞随出血发生扩散等问题，导致骶骨GCT行刮除术具有巨大困难。通过降低术中出血，达到显露充分、降低瘤细胞污染可能、彻底处理瘤壁和减少术后手术相关并发症的发生率，以保证手术安全性和减少局部复发。

为控制骶骨及骨盆术中出血，临床曾用低压麻醉，即在整个手术过程中保证各个生命器官足够的血液灌注，因其对麻醉医生的综合素质及术中监护要求较高、风险极大，且其控制效果欠佳而应用受限。预先前路结扎单侧或双侧髂内动脉，甚至经腹切开临时阻断腹主动脉，因其手术损伤大、术后并发症多而在临床应用较少。

经股动脉穿刺栓塞双侧髂内动脉及可栓塞的供瘤动脉，大大减少术中出血，提高手术安全性，但该法常需行多条供血动脉栓塞，才能达到良好的控制出血效果，且费用昂贵、耗时长，并可能增加下肢缺血损伤、局部缺血性疼痛等并发症的发生，甚至有误栓风险。

应用腹主动脉内球囊阻断术在体外控制血流，其球囊位于腹主动脉的分支肾动脉水平以下，腹主动脉分叉以上，在第2~3腰椎间隙水平。在此处腹主动脉供血范围内并无对缺血较为敏感的器官，止血效果显著，术中出血显著减少，便于操作，同时理论上又可充分延长手术时间。因此，术中应用腹主动脉内球囊阻断术具有一定优势。

7 骨盆/骶骨 GCT 的 Denosumab 治疗

Denosumab 是治疗骨盆、骶骨 GCT 安全有效的手段。对体积巨大的肿瘤，术前用药可降低手术难度，减少术中出血，但术前用药以 3~4 次为宜，用药时间不宜超过 3 周。囊内刮除术后长期用药局部复发率可降低至15%左右，但停药后仍有复发风险。长时间用药需注意下颌骨坏死和肉瘤变等并发症。外科手术彻底清除肿瘤仍应作为骨盆GCT的基本手段，Denosumab在恶性GCT中的疗效尚不确定。

第六节　脊柱GCT

1　手术方式的选择和预后

由于脊柱GCT有较高复发风险，大范围全脊椎切除术是首选的术式。对那些无法行全脊椎切除术的患者，辅以切缘灭活处理和其他药物治疗的病灶刮除或椎体次全切除术、动脉栓塞和放疗是经典的治疗方式。

降低肿瘤局部复发风险的主要措施是行全脊椎整块切除术（en-blok切除），但全脊椎切除的局部复发率仍较高。全脊椎整块切除的手术难度及风险较病灶刮除或分块切除大大增加，而且有些部位如颈椎GCT常仅能做到瘤内刮除或次全切除，复发率可高达40%以上。

术前根据影像学表现按照WBB外科分期系统设计手术方案。当肿瘤主体位于椎体内且至少一侧椎弓根未受侵犯时（4~8区或5~9区），可采取一期后路全脊椎切除术（Tomita方法）或前后路联合全脊椎切除术

（Boriani 方法），可大大降低脊椎肿瘤切除后的局部复发率。当肿瘤呈偏心性生长而累及一侧椎弓根或／和横突时（3~5 区或 8~10 区），为获得良好手术边界，应进行病椎矢状切除。对单纯后方附件结构的病变（3~10 区），可行单纯后弓切除。在可能情况下行椎体切除时尽量避免分块切除。

首次选择较为彻底的术式是降低脊柱 GCT 局部复发的关键，病灶内手术及肿瘤分期是导致局部复发的危险因素。研究发现全脊椎切除并长期应用双磷酸盐可显著降低脊柱 GCT 的复发率，年龄<40 岁预后更好。对行病灶刮除术者，局部应用乙醇、苯酚或过氧化氢处理后填充骨水泥可一定程度上降低局部复发率。

2 复发病例的处理

局部复发病例仍可采用前后路联合全脊椎切除术。但脊柱 GCT 手术后复发再次手术治愈的可能性大大减小。

Teixeira 的回顾性分析指出肿瘤大小和 Ⅲ 级肿瘤是局部复发的高风险因素。有研究发现 GCT 的初次手术后的短期复发率为 9%，局部复发后再次手术后的复发率为 16%。郭卫等发现二次手术后复发率达 57.1%。Fidler 报告 9 例胸腰椎的 GCT，均采用前、后联合入路全脊椎切除术，术后只有 1 例二次手术后出现局部复发。

3 动脉栓塞的应用

由于脊柱GCT血供较为丰富，在行全脊椎切除术前应尽量行节段动脉栓塞，以减少术中出血并能改善预后。

脊柱GCT的节段动脉栓塞是一种重要的辅助治疗措施，术前动脉栓塞能最大限度减少富血管性肿瘤切除术中的出血量。对无法耐受全脊椎切除术或术后可能导致严重神经功能障碍者可用节段动脉栓塞及病灶刮除术。

4 脊柱GCT切除后的功能重建

在行椎体全切或次全切除术后应行脊柱功能重建，常用功能重建材料有自体骨、同种异体骨、骨水泥、钛网、前路钛板和后路椎弓根螺钉，可根据术式不同选择重建材料组合使用。

由于术式的多样性，脊柱GCT切除术后的重建材料选择多为病例报道，尚无对照研究，治疗中多参照其他脊柱肿瘤切除术后的力学性能需求进行脊柱的稳定性重建。

第七节 随访与监测

随访内容包括体检、手术部位影像学检查（X线、

CT、MRI）及胸部影像学检查（2年内每三个月复查一次、2年后每半年复查一次）。如出现局部复发，复发灶可切除时建议选择 Denosumab 保护下手术治疗；如二次手术可能导致严重并发症和功能损失，或中轴骨病变无法切除时，建议使用连续选择性动脉栓塞、Denosumab、干扰素或聚乙二醇–干扰素以及放疗等保守治疗方法。

第五章

康复

　　术后早期康复锻炼可有效地预防深静脉血栓、关节僵直和肌肉萎缩，维持有效的关节活动度。对肢体和骨盆GCT行肿瘤型假体置换，术后进行患肢肌力和关节活动度的康复训练，肌力康复训练首先从等长运动开始，逐渐过渡到等张运动，活动幅度以无痛范围为主。对于肢体和骶骨GCT行刮除术者，可建议术后早期挂拐下地部分负重，避免卧床相关并发症发生。

参考文献

[1] TURCOTTE R E，WUNDER J S，ISLER M H，et al. Giant cell tumor of long bone：a Canadian Sarcoma Group study [J]. Clinical orthopaedics and related research，2002，（397）：248-58.

[2] KLENKE F M，WENGER D E，INWARDS C Y，et al. Giant cell tumor of bone：risk factors for recurrence [J]. Clinical orthopaedics and related research，2011，469（2）：591-9.

[3] NIU X，ZHANG Q，HAO L，et al. Giant cell tumor of the extremity：retrospective analysis of 621 Chinese patients from one institution [J]. J Bone Joint Surg Am，2012，94（5）：461-7.

[4] MCGRATH P J. Giant-cell tumour of bone：an analysis of fifty-two cases [J]. J Bone Joint Surg Br，1972，54（2）：216-29.

[5] UNNI K K，UNNI K K J L W，WILKINS. Dahlin's bone tumors：general aspects and data on 11，087 cases [J]. 1996.

[6] SCHAJOWICZ F G C T I S F，SUNDARAM M，GITELIS S，MCDONALD DJ，EDS. Tumors and Tumorlike Lesions of Bone. 2nd ed. 1996，New York，NY：Springer-Verlag. 257-295.

[7] SANERKIN N G. Malignancy，aggressiveness，and recurrence in giant cell tumor of bone [J]. Cancer，1980，46（7）：1641-9.

[8] DOMINKUS M，RUGGIERI P，BERTONI F，et al. Histologically verified lung metastases in benign giant cell tumours--14 cases from a single institution [J]. International orthopaedics，2006，30（6）：499-504.

[9] VISWANATHAN S，JAMBHEKAR N A. Metastatic giant cell tumor of bone：are there associated factors and best treatment modalities? [J]. Clinical orthopaedics and related research，2010，468（3）：827-33.

[10] TSUKAMOTO S, MAVROGENIS A F, LEONE G, et al. Denosumab does not decrease the risk of lung metastases from bone giant cell tumour [J]. International orthopaedics, 2019, 43（2）: 483-9.

[11] YAMAGISHI T, KAWASHIMA H, OGOSE A, et al. Disappearance of giant cells and presence of newly formed bone in the pulmonary metastasis of a sacral giant-cell tumor following denosumab treatment: A case report [J]. Oncology letters, 2016, 11（1）: 243-6.

[12] YANG Y, HUANG Z, NIU X, et al. Clinical characteristics and risk factors analysis of lung metastasis of benign giant cell tumor of bone [J]. Journal of bone oncology, 2017, 7: 23-8.

[13] WANG J, LIU X, YANG Y, et al. Pulmonary metastasis of giant cell tumour: a retrospective study of three hundred and ten cases [J]. International orthopaedics, 2021, 45（3）: 769-78.

[14] ANRACT P, DE PINIEUX G, COTTIAS P, et al. Malignant giant-cell tumours of bone. Clinico-pathological types and prognosis: a review of 29 cases [J]. International orthopaedics, 1998, 22（1）: 19-26.

[15] BERTONI F, BACCHINI P, STAALS E L. Malignancy in giant cell tumor of bone [J]. Cancer, 2003, 97（10）: 2520-9.

[16] TORNBERG D N, DICK H M, JOHNSTON A D. Multicentric giant-cell tumors in the long bones. A case report [J]. J Bone Joint Surg Am, 1975, 57（3）: 420-2.

[17] PUROHIT S, PARDIWALA D N. Imaging of giant cell tumor of bone [J]. Indian J Orthop, 2007, 41（2）: 91-6.

[18] THOMAS D M, SKUBITZ K M. Giant cell tumour of bone [J]. Curr Opin Oncol, 2009, 21（4）: 338-44.

[19] DALDRUP-LINK H E, FRANZIUS C, LINK T M, et al. Whole-body MR imaging for detection of bone metastases in children and young adults: comparison with skeletal scintigra-

phy and FDG PET [J]. AJR Am J Roentgenol, 2001, 177 (1): 229-36.

[20] KUMAR J, SEITH A, KUMAR A, et al. Whole-body MR imaging with the use of parallel imaging for detection of skeletal metastases in pediatric patients with small-cell neoplasms: comparison with skeletal scintigraphy and FDG PET/CT [J]. Pediatr Radiol, 2008, 38 (9): 953-62.

[21] SCHUETZE S M. Utility of positron emission tomography in sarcomas [J]. Curr Opin Oncol, 2006, 18 (4): 369-73.

[22] VöLKER T, DENECKE T, STEFFEN I, et al. Positron emission tomography for staging of pediatric sarcoma patients: results of a prospective multicenter trial [J]. J Clin Oncol, 2007, 25 (34): 5435-41.

[23] HUANG A J, KATTAPURAM S V. Musculoskeletal neoplasms: biopsy and intervention [J]. Radiol Clin North Am, 2011, 49 (6): 1287-305, vii.

[24] LIU P T, VALADEZ S D, CHIVERS F S, et al. Anatomically based guidelines for core needle biopsy of bone tumors: implications for limb-sparing surgery [J]. Radiographics, 2007, 27 (1): 189-205; discussion 6.

[25] ASHFORD R U, MCCARTHY S W, SCOLYER R A, et al. Surgical biopsy with intra-operative frozen section. An accurate and cost-effective method for diagnosis of musculoskeletal sarcomas [J]. J Bone Joint Surg Br, 2006, 88 (9): 1207-11.

[26] MITSUYOSHI G, NAITO N, KAWAI A, et al. Accurate diagnosis of musculoskeletal lesions by core needle biopsy [J]. J Surg Oncol, 2006, 94 (1): 21-7.

[27] SKRZYNSKI M C, BIERMANN J S, MONTAG A, et al. Diagnostic accuracy and charge-savings of outpatient core needle biopsy compared with open biopsy of musculoskeletal tumors [J]. J Bone Joint Surg Am, 1996, 78 (5): 644-9.

骨肿瘤

参考文献

[28] WELKER J A, HENSHAW R M, JELINEK J, et al. The percutaneous needle biopsy is safe and recommended in the diagnosis of musculoskeletal masses [J]. Cancer, 2000, 89 (12): 2677-86.

[29] ADAMS S C, POTTER B K, PITCHER D J, et al. Office-based core needle biopsy of bone and soft tissue malignancies: an accurate alternative to open biopsy with infrequent complications [J]. Clinical orthopaedics and related research, 2010, 468 (10): 2774-80.

[30] DAVIES N M, LIVESLEY P J, CANNON S R. Recurrence of an osteosarcoma in a needle biopsy track [J]. J Bone Joint Surg Br, 1993, 75 (6): 977-8.

[31] SAGHIEH S, MASROUHA K Z, MUSALLAM K M, et al. The risk of local recurrence along the core-needle biopsy tract in patients with bone sarcomas [J]. Iowa Orthop J, 2010, 30: 80-3.

[32] BOARD. T W C O T E. WHO classifcation of soft tissue and bone tumours, 5th edition, Lyon (France): IARC; 2020. [J].

[33] JUDITH BOVéE E A, BONE TUMOR PATHOLOGY, AN ISSUE OF SURGICAL PATHOLOGY CLINICS. 1ST EDITION ED. VOL. VOLUME 10-3. 2017: ELSEVIER.

[34] K. KRISHNAN UNNI C Y I, DAHLIN'S BONE TUMOR. 6TH EDITION ED. 2010: PHILADELPHIA (USA).WOLTERS KLUWER.

[35] BOVéE J. Bone tumor pathology, an issue of surgical pathology clinics, volume 10-3, 1st edition, elsevier. 2017. [J].

[36] ALBERGHINI M, KLISKEY K, KRENACS T, et al. Morphological and immunophenotypic features of primary and metastatic giant cell tumour of bone [J]. Virchows Arch, 2010, 456 (1): 97-103.

[37] B D, A F, FLANAGAN; A M. An update of molecular pathology of bone tumors. Lessons learned from investigating samples by next generation sequencing. [J]. Genes, chromosomes & cancer 2019, 58 (2): 88-99.

[38] S B, PS T, N P. Distinct H3F3A and H3F3B driver mutations define chondroblastoma and giant cell tumor of bone. [J]. Nat Genet, 2013, 45: 1479-82.

[39] SCHAEFER I M, HORNICK J L. Diagnostic Immunohistochemistry for Soft Tissue and Bone Tumors: An Update [J]. Adv Anat Pathol, 2018, 25 (6): 400-12.

[40] CAMPANACCI M, BALDINI N, BORIANI S, et al. Giant-cell tumor of bone [J]. J Bone Joint Surg Am, 1987, 69 (1): 106-14.

[41] ERRANI C, RUGGIERI P, ASENZIO M A, et al. Giant cell tumor of the extremity: A review of 349 cases from a single institution [J]. Cancer Treat Rev, 2010, 36 (1): 1-7.

[42] KIVIOJA A H, BLOMQVIST C, HIETANIEMI K, et al. Cement is recommended in intralesional surgery of giant cell tumors: a Scandinavian Sarcoma Group study of 294 patients followed for a median time of 5 years [J]. Acta Orthop, 2008, 79 (1): 86-93.

[43] MALEK F, KRUEGER P, HATMI Z N, et al. Local control of long bone giant cell tumour using curettage, burring and bone grafting without adjuvant therapy [J]. International orthopaedics, 2006, 30 (6): 495-8.

[44] MCDONALD D J, SIM F H, MCLEOD R A, et al. Giant-cell tumor of bone [J]. J Bone Joint Surg Am, 1986, 68 (2): 235-42.

[45] SAIZ P, VIRKUS W, PIASECKI P, et al. Results of giant cell tumor of bone treated with intralesional excision [J]. Clinical orthopaedics and related research, 2004, (424): 221-6.

[46] BLACKLEY H R, WUNDER J S, DAVIS A M, et al. Treatment of giant-cell tumors of long bones with curettage and bone-grafting [J]. J Bone Joint Surg Am, 1999, 81 (6): 811-20.

[47] O'DONNELL R J, SPRINGFIELD D S, MOTWANI H K, et al. Recurrence of giant-cell tumors of the long bones after curettage and packing with cement [J]. J Bone Joint Surg Am, 1994, 76 (12): 1827-33.

[48] PROSSER G H, BALOCH K G, TILLMAN R M, et al. Does curettage without adjuvant therapy provide low recurrence rates in giant-cell tumors of bone? [J]. Clinical orthopaedics and related research, 2005, (435): 211-8.

[49] BALKE M, SCHREMPER L, GEBERT C, et al. Giant cell tumor of bone: treatment and outcome of 214 cases [J]. J Cancer Res Clin Oncol, 2008, 134 (9): 969-78.

[50] BECKER W T, DOHLE J, BERND L, et al. Local recurrence of giant cell tumor of bone after intralesional treatment with and without adjuvant therapy [J]. J Bone Joint Surg Am, 2008, 90 (5): 1060-7.

[51] KLENKE F M, WENGER D E, INWARDS C Y, et al. Recurrent giant cell tumor of long bones: analysis of surgical management [J]. Clinical orthopaedics and related research, 2011, 469 (4): 1181-7.

[52] PIETSCHMANN M F, DIETZ R A, UTZSCHNEIDER S, et al. The influence of adjuvants on local recurrence rate in giant cell tumour of the bone [J]. Acta Chir Belg, 2010, 110 (6): 584-9.

[53] RUGGIERI P, MAVROGENIS A F, USSIA G, et al. Recurrence after and complications associated with adjuvant treatments for sacral giant cell tumor [J]. Clinical orthopaedics and related research, 2010, 468 (11): 2954-61.

[54] TRIEB K，BITZAN P，LANG S，et al. Recurrence of curetted and bone-grafted giant-cell tumours with and without adjuvant phenol therapy [J]. Eur J Surg Oncol，2001，27（2）：200-2.

[55] BOONS H W，KEIJSER L C，SCHREUDER H W，et al. Oncologic and functional results after treatment of giant cell tumors of bone [J]. Arch Orthop Trauma Surg，2002，122（1）：17-23.

[56] ODA Y，MIURA H，TSUNEYOSHI M，et al. Giant cell tumor of bone：oncological and functional results of long-term follow-up [J]. Jpn J Clin Oncol，1998，28（5）：323-8.

[57] RASTOGI S，PRASHANTH I，KHAN S A，et al. Giant cell tumor of bone：Is curettage the answer? [J]. Indian J Orthop，2007，41（2）：109-14.

[58] SU Y P，CHEN W M，CHEN T H. Giant-cell tumors of bone：an analysis of 87 cases [J]. International orthopaedics，2004，28（4）：239-43.

[59] BENNETT C J，JR.，MARCUS R B，JR.，MILLION R R，et al. Radiation therapy for giant cell tumor of bone [J]. Int J Radiat Oncol Biol Phys，1993，26（2）：299-304.

[60] BHATIA S，MISZCZYK L，ROELANDTS M，et al. Radiotherapy for marginally resected，unresectable or recurrent giant cell tumor of the bone：a rare cancer network study [J]. Rare Tumors，2011，3（4）：e48.

[61] CAUDELL J J，BALLO M T，ZAGARS G K，et al. Radiotherapy in the management of giant cell tumor of bone [J]. Int J Radiat Oncol Biol Phys，2003，57（1）：158-65.

[62] CHAKRAVARTI A，SPIRO I J，HUG E B，et al. Megavoltage radiation therapy for axial and inoperable giant-cell tumor of bone [J]. J Bone Joint Surg Am，1999，81（11）：1566-73.

[63] DAHLIN D C. Caldwell Lecture. Giant cell tumor of bone：highlights of 407 cases [J]. AJR Am J Roentgenol，1985，144

骨肿瘤

参考文献

(5): 955-60.

[64] FEIGENBERG S J, MARCUS JR R B, ZLOTECKI R A, et al. Radiation therapy for giant cell tumors of bone [J]. Clinical orthopaedics and related research, 2003, (411): 207-16.

[65] MALONE S, O'SULLIVAN B, CATTON C, et al. Long-term follow-up of efficacy and safety of megavoltage radiotherapy in high-risk giant cell tumors of bone [J]. Int J Radiat Oncol Biol Phys, 1995, 33 (3): 689-94.

[66] MISZCZYK L, WYDMAŃSKI J, SPINDEL J J I J O R O. Efficacy of radiotherapy for giant cell tumor of bone: given either postoperatively or as sole treatment [J]. 2001, 49 (5): 1239-42.

[67] NAIR M K, JYOTHIRMAYI R. Radiation therapy in the treatment of giant cell tumor of bone [J]. Int J Radiat Oncol Biol Phys, 1999, 43 (5): 1065-9.

[68] RUKA W, RUTKOWSKI P, MORYSIŃSKI T, et al. The megavoltage radiation therapy in treatment of patients with advanced or difficult giant cell tumors of bone [J]. Int J Radiat Oncol Biol Phys, 2010, 78 (2): 494-8.

[69] HUG E B, MUENTER M W, ADAMS J A, et al. 3-D-conformal radiation therapy for pediatric giant cell tumors of the skull base [J]. Strahlenther Onkol, 2002, 178 (5): 239-44.

[70] ROEDER F, TIMKE C, ZWICKER F, et al. Intensity modulated radiotherapy (IMRT) in benign giant cell tumors--a single institution case series and a short review of the literature [J]. Radiat Oncol, 2010, 5: 18.

[71] BRANSTETTER D G, NELSON S D, MANIVEL J C, et al. Denosumab induces tumor reduction and bone formation in patients with giant-cell tumor of bone [J]. Clin Cancer Res, 2012, 18 (16): 4415-24.

[72] CHAWLA S, HENSHAW R, SEEGER L, et al. Safety and

efficacy of denosumab for adults and skeletally mature adolescents with giant cell tumour of bone: interim analysis of an open-label, parallel-group, phase 2 study [J]. Lancet Oncol, 2013, 14 (9): 901-8.

[73] THOMAS D, HENSHAW R, SKUBITZ K, et al. Denosumab in patients with giant-cell tumour of bone: an open-label, phase 2 study [J]. Lancet Oncol, 2010, 11 (3): 275-80.

[74] RUTKOWSKI P, FERRARI S, GRIMER R J, et al. Surgical downstaging in an open-label phase II trial of denosumab in patients with giant cell tumor of bone [J]. Ann Surg Oncol, 2015, 22 (9): 2860-8.

[75] 杨毅，郭卫，杨荣利，et al. 地诺单抗治疗复发或难治骨巨细胞瘤疗效和安全性的初步观察 [J]. 2016, 5 (01): 19-23.

[76] SKUBITZ KM T D C S, RESPONSE TO TREATMENT WITH DENOSUMAB IN PATIENTS WITH GIANT CELL TUMOR OF BONE (GCTB): FDG PET RESULTS FROM TWO PHASE 2 TRIALS, IN ASCO MEETING ABSTRACTS 32 (2004).

[77] FUSCO V, ROSSI M, DE MARTINO I, et al. Incidence of osteonecrosis of the jaw (ONJ) in cancer patients with bone metastases treated with bisphosphonates and/or denosumab: some comments and questions [J]. Acta Clin Belg, 2018, 73 (2): 163-4.

[78] 樊代明.整合肿瘤学基础卷.西安：世界图书出版社，2021.

[79] 樊代明.整合肿瘤学临床卷.北京：科学出版社，2021.

[80] EMORI M, KAYA M, SASAKI M, et al. Pre-operative selective arterial embolization as a neoadjuvant therapy for proximal humerus giant cell tumor of bone: radiological and histological evaluation [J]. Jpn J Clin Oncol, 2012, 42 (9): 851-5.

[81] HOSALKAR H S, JONES K J, KING J J, et al. Serial arterial embolization for large sacral giant-cell tumors: mid- to long-

term results [J]. Spine （Phila Pa 1976）, 2007, 32 （10）: 1107–15.

[82] LIN P P, GUZEL V B, MOURA M F, et al. Long-term follow-up of patients with giant cell tumor of the sacrum treated with selective arterial embolization [J]. Cancer, 2002, 95 （6）: 1317–25.

[83] ONISHI H, KAYA M, WADA T, et al. Giant cell tumor of the sacrum treated with selective arterial embolization [J]. Int J Clin Oncol, 2010, 15 （4）: 416–9.

[84] KAISER U, NEUMANN K, HAVEMANN K. Generalised giant-cell tumour of bone: successful treatment of pulmonary metastases with interferon alpha, a case report [J]. J Cancer Res Clin Oncol, 1993, 119 （5）: 301–3.

[85] WEI F, LIU X, LIU Z, et al. Interferon alfa-2b for recurrent and metastatic giant cell tumor of the spine: report of two cases [J]. Spine （Phila Pa 1976）, 2010, 35 （24）: E1418–22.

[86] CHENG J C, JOHNSTON J O. Giant cell tumor of bone. Prognosis and treatment of pulmonary metastases [J]. Clinical orthopaedics and related research, 1997, （338）: 205–14.

[87] SIEBENROCK K A, UNNI K K, ROCK M G. Giant-cell tumour of bone metastasising to the lungs. A long-term follow-up [J]. J Bone Joint Surg Br, 1998, 80 （1）: 43–7.

[88] RASKIN K A, SCHWAB J H, MANKIN H J, et al. Giant cell tumor of bone [J]. J Am Acad Orthop Surg, 2013, 21 （2）: 118–26.

[89] TURCOTTE R E. Giant cell tumor of bone [J]. Orthop Clin North Am, 2006, 37 （1）: 35–51.

[90] 郭卫, 杨毅, 李晓, et al. 四肢骨巨细胞瘤的外科治疗 [J]. 2007, 27 （3）: 177–82.

[91] GOUIN F, DUMAINE V. Local recurrence after curettage treatment of giant cell tumors in peripheral bones: retrospective

study by the GSF-GETO (French Sarcoma and Bone Tumor Study Groups) [J]. Orthop Traumatol Surg Res, 2013, 99 (6 Suppl): S313-8.

[92] ZHEN W, YAOTIAN H, SONGJIAN L, et al. Giant-cell tumour of bone. The long-term results of treatment by curettage and bone graft [J]. J Bone Joint Surg Br, 2004, 86 (2): 212-6.

[93] VAN DER HEIJDEN L, DIJKSTRA P D, VAN DE SANDE M A, et al. The clinical approach toward giant cell tumor of bone [J]. Oncologist, 2014, 19 (5): 550-61.

[94] CAMPANACCI L, ALì N, CASANOVA J M, et al. Resurfaced allograft-prosthetic composite for proximal tibial reconstruction in children: intermediate-term results of an original technique [J]. J Bone Joint Surg Am, 2015, 97 (3): 241-50.

[95] CAPANNA R, FABBRI N, BETTELLI G. Curettage of giant cell tumor of bone. The effect of surgical technique and adjuvants on local recurrence rate [J]. Chir Organi Mov, 1990, 75 (1 Suppl): 206.

[96] MALAWER M M, BICKELS J, MELLER I, et al. Cryosurgery in the treatment of giant cell tumor. A long-term followup study [J]. Clinical orthopaedics and related research, 1999, (359): 176-88.

[97] BINI S A, GILL K, JOHNSTON J O. Giant cell tumor of bone. Curettage and cement reconstruction [J]. Clinical orthopaedics and related research, 1995, (321): 245-50.

[98] MALHOTRA R, KIRAN KUMAR G N, V K D, et al. The clinical and radiological evaluation of the use of an allograft-prosthesis composite in the treatment of proximal femoral giant cell tumours [J]. Bone Joint J, 2014, 96-b (8): 1106-10.

[99] TARAZ-JAMSHIDI M H, GHARADAGHI M, MAZLOUMI S M, et al. Clinical outcome of en-block resection and recon-

struction with nonvascularized fibular autograft for the treatment of giant cell tumor of distal radius [J]. J Res Med Sci，2014，19（2）：117-21.

[100] GAO Z H，YIN J Q，XIE X B，et al. Local control of giant cell tumors of the long bone after aggressive curettage with and without bone cement [J]. BMC Musculoskelet Disord，2014，15：330.

[101] ZUO D，ZHENG L，SUN W，et al. Contemporary adjuvant polymethyl methacrylate cementation optimally limits recurrence in primary giant cell tumor of bone patients compared to bone grafting：a systematic review and meta-analysis [J]. World J Surg Oncol，2013，11：156.

[102] VULT VON STEYERN F，BAUER H C，TROVIK C，et al. Treatment of local recurrences of giant cell tumour in long bones after curettage and cementing. A Scandinavian Sarcoma Group study [J]. J Bone Joint Surg Br，2006，88（4）：531-5.

[103] 杨迪生，严世贵，范顺武，et al. 病损内处置与整块切除治疗邻膝关节骨巨细胞瘤的比较观察 [J]. 中国矫形外科杂志，1999，（08）：565-7.

[104] 杨正明，陶惠民，杨迪生，et al. 邻膝关节骨巨细胞瘤外科治疗的选择 [J]. 2006，044（024）：1693-8.

[105] BALKE M，AHRENS H，STREITBUERGER A，et al. Treatment options for recurrent giant cell tumors of bone [J]. J Cancer Res Clin Oncol，2009，135（1）：149-58.

[106] WOJCIK J，ROSENBERG A E，BREDELLA M A，et al. Denosumab-treated Giant Cell Tumor of Bone Exhibits Morphologic Overlap With Malignant Giant Cell Tumor of Bone [J]. Am J Surg Pathol，2016，40（1）：72-80.

[107] TUBBS W S，BROWN L R，BEABOUT J W，et al. Benign giant-cell tumor of bone with pulmonary metastases：clinical

findings and radiologic appearance of metastases in 13 cases [J]. AJR Am J Roentgenol, 1992, 158（2）: 331-4.

[108] WANG H, WAN N, HU Y. Giant cell tumour of bone: a new evaluating system is necessary [J]. International orthopaedics, 2012, 36（12）: 2521-7.

[109] MENDENHALL W M, ZLOTECKI R A, SCARBOROUGH M T, et al. Giant cell tumor of bone [J]. Am J Clin Oncol, 2006, 29（1）: 96-9.

[110] GUO W, JI T, TANG X, et al. Outcome of conservative surgery for giant cell tumor of the sacrum [J]. Spine（Phila Pa 1976）, 2009, 34（10）: 1025-31.

[111] GUO W, TANG X D, LI X, et al. [The analysis of the treatment of giant cell tumor of the pelvis and sacrum] [J]. Zhonghua Wai Ke Za Zhi, 2008, 46（7）: 501-5.

[112] TEUSCHER J, AEBERHARD P, GANZ R. [Combined abdominosacral excision of a giant-cell tumor of the os sacrum] [J]. Helv Chir Acta, 1980, 46（5-6）: 751-3.

[113] DAWSON G R, JR. Giant-cell tumor of the pelvis at the acetabulum, ilium, ischium, and pubis [J]. J Bone Joint Surg Am, 1955, 37-a（6）: 1278-80.

[114] GUO W, SUN X, ZANG J, et al. Intralesional excision versus wide resection for giant cell tumor involving the acetabulum: which is better? [J]. Clinical orthopaedics and related research, 2012, 470（4）: 1213-20.

[115] SANJAY B K, FRASSICA F J, FRASSICA D A, et al. Treatment of giant-cell tumor of the pelvis [J]. J Bone Joint Surg Am, 1993, 75（10）: 1466-75.

[116] MI C, LU H, LIU H. Surgical excision of sacral tumors assisted by occluding the abdominal aorta with a balloon dilation catheter: a report of 3 cases [J]. Spine（Phila Pa 1976）, 2005, 30（20）: E614-6.

[117] TANG X, GUO W, YANG R, et al. Risk factors for blood loss during sacral tumor resection [J]. Clinical orthopaedics and related research, 2009, 467 (6): 1599-604.

[118] TANG X D, GUO W, YANG R L, et al. Use of aortic balloon occlusion to decrease blood loss during sacral tumor resection. [J]. J Bone Joint Surg Am, 2010, 92 (8): 1747-53.

[119] ALTHAUSEN P L, SCHNEIDER P D, BOLD R J, et al. Multimodality management of a giant cell tumor arising in the proximal sacrum: case report [J]. Spine (Phila Pa 1976), 2002, 27 (15): E361-5.

[120] MARCOVE R C, SHETH D S, BRIEN E W, et al. Conservative surgery for giant cell tumors of the sacrum. The role of cryosurgery as a supplement to curettage and partial excision [J]. Cancer, 1994, 74 (4): 1253-60.

[121] DOITA M, HARADA T, IGUCHI T, et al. Total sacrectomy and reconstruction for sacral tumors [J]. Spine (Phila Pa 1976), 2003, 28 (15): E296-301.

[122] RANDALL R L. Giant cell tumor of the sacrum [J]. Neurosurg Focus, 2003, 15 (2): E13.

[123] TOMITA K, TSUCHIYA H. Total sacrectomy and reconstruction for huge sacral tumors [J]. Spine (Phila Pa 1976), 1990, 15 (11): 1223-7.

[124] WUISMAN P, LIESHOUT O, SUGIHARA S, et al. Total sacrectomy and reconstruction: oncologic and functional outcome [J]. Clinical orthopaedics and related research, 2000, (381): 192-203.

[125] LEGGON R E, ZLOTECKI R, REITH J, et al. Giant cell tumor of the pelvis and sacrum: 17 cases and analysis of the literature [J]. Clinical orthopaedics and related research, 2004, (423): 196-207.

[126] MARTIN C, MCCARTHY E F. Giant cell tumor of the sacrum

and spine: series of 23 cases and a review of the literature [J]. Iowa Orthop J, 2010, 30: 69-75.

[127] OZAKI T, LILJENQVIST U, HALM H, et al. Giant cell tumor of the spine [J]. Clinical orthopaedics and related research, 2002, (401): 194-201.

[128] YU X C, LIU X P, FU Z H. [Long-term effect of repeated selective arterial embolization and curettage on high-level sacral giant cell tumor of bone] [J]. Zhonghua Zhong Liu Za Zhi, 2013, 35 (3): 233-5.

[129] MING Z, KANGWU C, HUILIN Y, et al. Analysis of risk factors for recurrence of giant cell tumor of the sacrum and mobile spine combined with preoperative embolization [J]. Turk Neurosurg, 2013, 23 (5): 645-52.

[130] MIN K, ESPINOSA N, BODE B, et al. Total sacrectomy and reconstruction with structural allografts for neurofibrosarcoma of the sacrum. A case report [J]. J Bone Joint Surg Am, 2005, 87 (4): 864-9.

[131] NISHIZAWA K, MORI K, SARUHASHI Y, et al. Long-term clinical outcome of sacral chondrosarcoma treated by total en bloc sacrectomy and reconstruction of lumbosacral and pelvic ring using intraoperative extracorporeal irradiated autologous tumor-bearing sacrum: a case report with 10 years follow-up [J]. Spine J, 2014, 14 (5): e1-8.

[132] HAYS R P. Resection of the sacrum for benign giant cell tumor: a case report [J]. Ann Surg, 1953, 138 (1): 115-20.

[133] STENER B, GUNTERBERG B. High amputation of the sacrum for extirpation of tumors. Principles and technique [J]. Spine (Phila Pa 1976), 1978, 3 (4): 351-66.

[134] THANGARAJ R, GRIMER R J, CARTER S R, et al. Giant cell tumour of the sacrum: a suggested algorithm for treatment [J]. European spine journal: official publication of the Europe-

an Spine Society, the European Spinal Deformity Society, and the European Section of the Cervical Spine Research Society, 2010, 19 (7): 1189-94.

[135] SHI W, INDELICATO D J, REITH J, et al. Radiotherapy in the management of giant cell tumor of bone [J]. Am J Clin Oncol, 2013, 36 (5): 505-8.

[136] GIBBS I C, CHANG S D. Radiosurgery and radiotherapy for sacral tumors [J]. Neurosurg Focus, 2003, 15 (2): E8.

[137] KANAMORI M, OHMORI K. Curettage and radiotherapy of giant cell tumour of the sacrum: a case report with a 10-year follow-up [J]. J Orthop Surg (Hong Kong), 2005, 13 (2): 171-3.

[138] OSAKA S, TORIYAMA S. Surgical treatment of giant cell tumors of the pelvis [J]. Clinical orthopaedics and related research, 1987, (222): 123-31.

[139] KANAMORI M, OHMORI K. Curettage and radiotherapy of giant cell tumour of the sacrum: a case report with a 10-year follow-up. [J]. J Orthop Surg (Hong Kong), 2005, 13 (2): 171-3.

[140] CLARKE M J, ZADNIK P L, GROVES M L, et al. En bloc hemisacrectomy and internal hemipelvectomy via the posterior approach [J]. J Neurosurg Spine, 2014, 21 (3): 458-67.

[141] GITELIS S, MALLIN B A, PIASECKI P, et al. Intralesional excision compared with en bloc resection for giant-cell tumors of bone [J]. J Bone Joint Surg Am, 1993, 75 (11): 1648-55.

[142] CHIRAS J, GAGNA G, ROSE M, et al. [Arteriography and embolization of tumors of the sacrum] [J]. Rev Chir Orthop Reparatrice Appar Mot, 1987, 73 (2): 99-103.

[143] SALAI M, GARNIEK A, RUBINSTEIN Z, et al. Preoperative angiography and embolization of large pelvic tumors [J]. J

Surg Oncol, 1999, 70 (1): 41-4.

[144] WIRBEL R J, ROTH R, SCHULTE M, et al. Preoperative embolization in spinal and pelvic metastases [J]. J Orthop Sci, 2005, 10 (3): 253-7.

[145] JI T, YANG Y, WANG Y, et al. Combining of serial embolization and denosumab for large sacropelvic giant cell tumor: Case report of 3 cases [J]. Medicine, 2017, 96 (33): e7799.

[146] LUO Y, DUAN H, LIU W, et al. Clinical evaluation for lower abdominal aorta balloon occluding in the pelvic and sacral tumor resection [J]. J Surg Oncol, 2013, 108 (3): 148-51.

[147] ZHOU M, YANG H, CHEN K, et al. Surgical treatment of giant cell tumors of the sacrum and spine combined with preoperative transarterial embolization [J]. Oncology letters, 2013, 6 (1): 185-90.

[148] BORIANI S, BIAGINI R, DE IURE F, et al. En bloc resections of bone tumors of the thoracolumbar spine. A preliminary report on 29 patients [J]. Spine (Phila Pa 1976), 1996, 21 (16): 1927-31.

[149] BORIANI S, WEINSTEIN J N, BIAGINI R. Primary bone tumors of the spine. Terminology and surgical staging [J]. Spine (Phila Pa 1976), 1997, 22 (9): 1036-44.

[150] FIDLER M W. Surgical treatment of giant cell tumours of the thoracic and lumbar spine: report of nine patients [J]. European spine journal: official publication of the European Spine Society, the European Spinal Deformity Society, and the European Section of the Cervical Spine Research Society, 2001, 10 (1): 69-77.

[151] HART R A, BORIANI S, BIAGINI R, et al. A system for surgical staging and management of spine tumors. A clinical outcome study of giant cell tumors of the spine [J]. Spine (Phi-

la Pa 1976），1997，22（15）：1773-82；discussion 83.

[152] MICHALOWSKI M B，PAGNIER-CLéMENCE A，CHIROS-SEL J P，et al. Giant cell tumor of cervical spine in an adolescent [J]. Med Pediatr Oncol，2003，41（1）：58-62.

[153] XU W，LI X，HUANG W，et al. Factors affecting prognosis of patients with giant cell tumors of the mobile spine：retrospective analysis of 102 patients in a single center [J]. Ann Surg Oncol，2013，20（3）：804-10.

[154] YIN H，YANG X，XU W，et al. Treatment and outcome of primary aggressive giant cell tumor in the spine [J]. European spine journal：official publication of the European Spine Society，the European Spinal Deformity Society，and the European Section of the Cervical Spine Research Society，2015，24（8）：1747-53.

[155] 郭卫，李大森，杨毅，et al. 脊柱骨巨细胞瘤的手术治疗策略 [J]. 2009，（12）：25-9.

[156] 石磊，姜亮，刘晓光，et al. 胸腰椎骨巨细胞瘤手术治疗后复发的原因分析. [J]. 中国脊柱脊髓杂志，2013，（09）：815-20.

[157] 许炜，徐乐勤，李磊，et al. 脊柱骨巨细胞瘤术后复发的预后因素 [J]. 2014，34（4）：487-93.

[158] JONES K B，DEYOUNG B R，MORCUENDE J A，et al. Ethanol as a local adjuvant for giant cell tumor of bone [J]. Iowa Orthop J，2006，26：69-76.

[159] TEIXEIRA L E，VILELA J C，MIRANDA R H，et al. Giant cell tumors of bone：nonsurgical factors associated with local recurrence [J]. Acta Orthop Traumatol Turc，2014，48（2）：136-40.

[160] KREMEN T J，JR.，BERNTHAL N M，ECKARDT M A，et al. Giant cell tumor of bone：are we stratifying results appropriately? [J]. Clinical orthopaedics and related research，

2012, 470 (3): 677-83.

[161] GUZMAN R, DUBACH-SCHWIZER S, HEINI P, et al. Preoperative transarterial embolization of vertebral metastases [J]. European spine journal: official publication of the Europe-an Spine Society, the European Spinal Deformity Society, and the European Section of the Cervical Spine Research Soci-ety, 2005, 14 (3): 263-8.

[162] TANG B, JI T, GUO W, et al. Which is the better timing be-tween embolization and surgery for hypervascular spinal tu-mors, the same day or the next day?: A retrospective compar-ative study [J]. Medicine, 2018, 97 (23): e10912.

[163] TANG B, JI T, TANG X, et al. Risk factors for major com-plications in surgery for hypervascular spinal tumors: an anal-ysis of 120 cases with adjuvant preoperative embolization [J]. European spine journal: official publication of the European Spine Society, the European Spinal Deformity Society, and the European Section of the Cervical Spine Research Society, 2015, 24 (10): 2201-8.

[164] MESTIRI M, BOUABDELLAH M, BOUZIDI R, et al. Gi-ant cells tumor recurrence at the third lumbar vertebra [J]. Or-thop Traumatol Surg Res, 2010, 96 (8): 905-9.

参考文献

第三篇 软骨肉瘤

——第一章——

流行病学

软骨肉瘤（Chondrosarcoma，CS）约占全部原发恶性骨肿瘤的9.2%，年发病率约1/200000，可发生在任何年龄，平均发病年龄50岁左右，男性多于女性（55% vs. 45%）。中轴骨CS约占30%，以骨盆最好发，肢体长骨约占45%，以股骨最常见。另有10%的CS发生于软组织内，多为黏液型CS。

经典型CS占所有CS的85%，包括原发性和继发性两大类。目前国内外常用的病理学分级为三级法，根据软骨细胞丰富程度和异形性、双核细胞和核分裂相多少、以及黏液变性程度将经典型CS分为1、2、3级。值得注意的是，2013年开始WHO骨与软组织肿瘤分类标准已将1级CS归入交界性肿瘤。遗传性多发骨软骨瘤病、Ollier's病（多发性内生软骨瘤病）和Maffucci综合征（内生软骨瘤病伴软组织血管瘤）经常会恶变为继发性CS。后者通常恶性程度低，转移率低。大约一半的CS和几乎所有的Ollier's病和Maffucci综合症存在异柠檬酸脱氢酶（IDH1或IDH2）突变。

除经典型CS外，还有一些特殊亚型，占所有CS的10%~15%，包括透明细胞型、去分化型、黏液型、皮质旁型、间叶型CS及恶性软骨母细胞瘤。原发于骨的黏液型CS相对少见，具有明显的临床病理特点，是一类中度到高度恶性的CS，常见于髋关节周围。研究表明绝大部分透明细胞型、去分化型及间叶性CS中存在视网膜母细胞瘤（Rb）通路的改变。

第二章

筛查及预防

　　CS目前病因尚未明确，故无有效预防措施，早诊早治是改善CS预后、提高疗效最重要的手段。大多数CS症状比较轻微，由肿瘤大小及部位决定。病变位于骨盆或中轴骨者通常在疾病后期肿瘤增大明显时才表现症状，疼痛发作较隐匿。中心型CS在X线片上表现为骨皮质破坏及骨髓内向外生长的包块，瘤内可见钙化。MRI示髓内病变及肿瘤向外侵袭范围。继发病变由先前存在的病变引起，序贯性X线片会显示骨软骨瘤或内生软骨瘤缓慢增大。成年后原有病变或新发病变的软骨帽厚度超过2cm时应怀疑肉瘤变。

— 第三章 —

诊断

第一节 临床诊断

典型 CS 在放射学上容易诊断，但低度恶性 CS 与良性软骨类肿瘤的鉴别诊断，在临床、放射学、甚至病理上都存在困难。影像学检查包括 X 线平片、CT、MR 和核素扫描，不同方法各有优缺点：平片简单易行，容易显示骨质破坏、钙化及骨膜反应，但细微钙化及软组织侵犯显示不佳；CT 显示骨质破坏、细微钙化及软组织包块优于平片；MRI 显示肿瘤边界、水肿、软组织侵犯最佳，但钙化显示差。CT 和 MRI 增强扫描还可提供肿瘤的血供信息。PET/CT 是一种可选择的影像学技术，已应用于治疗前分期和监测肿瘤进展速度。

怀疑 CS 的患者要在活检前进行分期。标准步骤包括胸部 CT 检测肺转移情况，原发部位的影像学包括平片、MRI、CT、骨扫描。治疗前实验室检查包括全血细胞计数（CBC），乳酸脱氢酶（LDH）和碱性磷酸酶

（ALP）。

切开活检和穿刺活检（粗针或针吸）是骨与软组织肿瘤术前组织学诊断的两种方法。切开活检最准确，可提供较多标本进行免疫组化或细胞遗传学检查。但需在手术室全麻或区域麻醉下进行，此外，特殊部位的切开活检还易造成局部血肿和肿瘤播散污染。穿刺活检可在局麻下进行，诊断准确率为88%~96%。影像学定位下的穿刺活检越来越多在诊断原发和继发骨肿瘤中得到应用。活检应该在接受进一步治疗的中心进行。活检时，应妥善固定病变骨，采取适当措施防止病理骨折。活检对保肢手术非常重要，活检不当会影响预后。如活检瘢痕在肿瘤切除时未一并切除，有致肿瘤局部复发可能，与活检道肿瘤播散有关。穿刺活检肿瘤播散风险低。在计划活检路径时，应保证活检带在计划切除的范围内。

第二节　病理学诊断

经典型CS（1~3级）是产生透明软骨/软骨样基质呈侵袭性–恶性的肿瘤。发生在四肢的非典型性软骨性肿瘤和发生在中轴部位（含颅底、肋骨、骨盆，肩胛骨）的1级经典型CS组织形态学类似，主要以发病位置区分，前者属于交界性肿瘤，后者属于低度恶性肿瘤。2级与3级经典型CS属于中等恶性和高恶性肿瘤。其他少见类型包括去分化 CS 和间叶性 CS（二者均为高度恶性）、透明细胞 CS（低度恶性）。

肉眼观察经典型 CS 常呈分叶状，切面为半透明或白色的透明质脆组织甚至凝胶状，可见黏液和囊变。因钙化或矿化原因，可有沙砾感呈黄白色或粉笔灰样区域，可质韧也可以质软，常见对宿主皮质骨的侵蚀和破坏。

镜下观察，经典型 CS 低倍镜下可见分叶状丰富蓝染软骨样基质伴有多少不一的钙化区域，软骨细胞可有不同程度异型性，基质黏液变性常见，常见包裹或侵蚀宿主松质骨小梁或皮质骨。经典型 CS 仍采用 Evans 组织学分级系统。1 级 CS 细胞轻微增多，核较肥硕且染色深，偶见双核细胞，没有核分裂象。2 级 CS 细胞密度增加，核增大，染色质增粗出现异型性和双核细胞，可见核分裂象。3 级 CS 细胞密度更高，多形性和异型性明显，坏死和核分裂象易见，小叶周边的梭形细胞分化不成熟。去分化 CS 镜下特点体现在高级别肉瘤和低级别软骨性肿瘤两种成分的构成上，两者关系常泾渭分明且转变突然，高级别肉瘤成分可以是骨肉瘤、纤维肉瘤、未分化多形性肉瘤等。间叶性 CS 由分化差的小圆/小梭形原始间叶细胞和高分化透明软骨岛构成。透明细胞 CS 常由成片的胞质透亮核仁居中的圆形核细胞构成，细胞异型性不明显，

（side）骨肿瘤

第三章 诊断

其间可见均匀分布的小梁骨和多核巨细胞。

免疫组化，经典型CS中仅少数（约20%）病例免疫组化IDH1抗体呈阳性表达，S-100、SOX9在多数软骨细胞中阳性。去分化CS的非软骨性成分可表达CK、EMA、SMA、Myogenin和Desmin，部分也表达P53和MDM2。少数可出现H3K27me3丢失。新近报道AM-ACR和Periostin有助于内生软骨瘤和CS的鉴别诊断。间叶性CS肿瘤细胞S-100阳性，CD99和SOX9阳性，近来报道NKX3.1有很好的敏感性和特异性，偶可见EMA、Desmin、Myogenin和MyoD1阳性，INI-1无缺失。透明细胞CS肿瘤细胞S-100和SOX-9阳性，Ⅱ型和X型胶原阳性。

分子病理方面，经典型CS热点突变主要集中在IDH1pArg132和IDH2pArg172，而IDH1pArg140较少见，文献统计38%~70%原发中心性CS，会出现前两种突变。其他COL2A1基因、TP53基因、RB1基因及YEATS2基因突变，CDKN2A基因丢失及CDK4基因扩增等也可见到。另外，86%的高级别CS受RB1通路影响，部分CSIHH/PTHLH信号通路会发生异常等。DNA倍体分析显示非典型性软骨性肿瘤/CS1级几乎全部为二倍体核型，而部分2级CS和几乎所有3级CS核型为非整倍体。50%~87%去分化CS也可出现IDH1和IDH2突变，复杂的染色体畸变表现在TP53、RB1、

H-ras等基因突变。几乎所有间叶性CS（>90%）都存在 HEY1-NCOA2 融合基因，少数病例存在罕见的 IRF2BP2-CDX1融合基因，无 IDH1/IDH2 突变。部分透明细胞CS存在克隆异常，二倍体和近二倍体占优势，9号染色体缺失或结构异常，以及20号染色体增益，无 IDH1/IDH2 突变。

—— 第四章 ————————————

治疗

第一节　治疗原则

1　低度恶性或间室内 CS

1.1　治疗

对于可切除病灶，建议广泛、边缘切除、或囊内切除±辅助治疗。对不可切除病灶，应考虑放疗。

1.2　随访与监测

前两年每6~12个月行体检、胸片及病变 X 线检查，之后改为每年一次。

局部复发如可切除，继续广泛切除。对切缘阳性者，可考虑放疗或再次手术获得外科阴性边界。对切缘阴性者，继续观察。复发病灶不可切除者，建议放疗。

2 高度恶性（2~3级）、透明细胞、间室外 CS

2.1 治疗

对可切除病灶，行广泛切除；对不可切除病灶，考虑放疗。

2.2 随访与监测

随访包括体检、原发部位影像学检查。前5年每3~6个月行胸部CT，之后每年一次，至少为期10年。出现局部复发，对可切除病灶继续行广泛切除，切缘阳性建议放疗或再次手术获得阴性外科边界。对切缘阴性者继续观察。不可切除的病灶建议放疗。对全身转移者，首选临床试验或应用环磷酰胺及西罗莫司，也可选择手术切除转移灶。

3 去分化 CS

参照骨肉瘤治疗方案，即术前化疗+手术+术后化疗的新辅助治疗模式。药物以阿霉素、顺铂、甲氨蝶呤和异环磷酰胺为主。

4 间叶性 CS

参照尤文肉瘤治疗，即术前化疗+手术+术后化疗的新辅助治疗模式。药物以阿霉素、长春新碱、环磷酰胺、足叶乙甙和异环磷酰胺为主。

第二节 治疗方法

1 手术

对肿瘤较大或累及中轴骨CS，切缘阴性的广泛切除是首选初始治疗。进行充分外科边界广泛切除的中轴骨及骨盆CS10年OS和PFS更高，分别为61%、44%；而非充分外科边界切除的患者为17%、0。瘤内刮除术加冷冻辅助治疗可降低间室内1级CS复发率。对某些低度恶性、影像学侵袭较少的非骨盆、中轴骨部位的CS，瘤内切除可替代广泛切除且无不良后果。

2 放疗

对于肿瘤高度恶性或难以切除者，放疗可作为切缘阳性术后的补救措施或缓解症状的疗法。在一项60例颅外高风险CS术后回顾性分析中，术前或术后放疗作为一种辅助治疗手段，可以减少复发率，延长复发时间。一项间叶性CS回顾性研究表明，辅助性放疗可降低局部复发率。

对于低度恶性颅底及颈椎CS患者，质子束放疗或质子+光子束放疗可减少肿瘤局部复发及延长生存期。在两项独立的研究中，光子束放疗对颅底CS的局部控制率分别为92%及94%。Noel报告26例颅底及上颈椎CS术后质子+光子束放疗的3年局部控制率为26%。在一项包含299例颅底CS的研究中，质子+光子束放疗的10年局部控制率为94%。碳离子放疗也报道对颅底CS局部控制率高。

2.1 放疗原则

颅底肿瘤：术后放疗或不可切除病灶放疗：>70Gy专业技术放疗。

颅外病灶：考虑术后放疗（60~70Gy），尤其对有肿瘤细胞相近或切缘阳性的高度恶性/去分化/间叶亚型；不可切除病例考虑大剂量专业技术放疗。

3 化疗及靶向治疗

化疗对CS不很有效，特别是经典型CS。Mitchell等报告，顺铂、阿霉素辅助化疗可提高去分化CS生存率。但未被其他研究证实。Cesari等报告，辅助化疗可提高间叶型CS生存率。另一来自德国的研究也证实，间叶性CS的年轻患者接受化疗的效果更好。2013年一篇文献显示，应用蒽环类药物为主的化疗，RE-CIST评估的客观反应率分别为间叶型CS 31%、去分化CS 20.5%、经典CS 11.5%、透明细胞CS 0。目前尚无前瞻性随机试验证据，CS化疗的治疗作用还未得到确认。

3.1 CS的化疗

传统CS（1~3级）：无标准化疗方案；环磷酰胺和西罗莫司用于高度恶性CS全身性复发。

间叶型CS：遵从尤文肉瘤治疗方案。

去分化CS：遵从骨肉瘤治疗方案。

第三节　不同部位的外科手术

1　四肢

肢体CS术式选择需要考虑多种因素：肿瘤分期（局灶病变、多中心继发恶变、远处转移）、肿瘤组织学分级（1~3级、间叶性CS、去分化CS、透明细胞CS）、受累骨所处位置（上肢、下肢、肢端）、肿瘤起源部位和破坏骨质范围（周围型、中心型）、病变累及长骨位置（骨干、干骺端）、患者年龄和一般状况等。

总体而言，继发性CS的预后优于原发性CS。继发于遗传性多发骨软骨瘤病、Ollier's病或Maffucci综合征的肢体CS并不多见，发生率远低于骨盆脊柱。

肢体1级中央型CS初次手术可采用囊内刮除，能保留更好的肢体功能，也不会影响生存率，对出现局部复发患者二期行扩大完整切除的手术后仍可获满意的局部控制率。Veth、Ahlmann、Mohler等分别报道囊内切除加冷冻治疗1级CS，均获得理想的临床效果。采用囊内刮除的另一个重要原因是1级CS和良性内生软骨瘤在临床表现、影像学，甚至病理组织学检测中都难于鉴别，以至于2013年开始WHO骨与软组织肿瘤分类标准已将1级CS归入交界性肿瘤范畴。文献回顾显示，肢体1级中央型CS初次手术采用囊内刮除，局部复发率为0~7.7%，MSTS评分平均为27~30。

低级别周围型CS（软骨帽厚度大于2cm）应手术完整切除，并争取切除肿瘤表面有正常组织覆盖，必要时可选择长骨瘤段截除或皮质骨矢状位截骨。

发生于肢端（手指、足趾）的CS比较少见，当骨质破坏严重且对功能影响不大时可选择截指（趾）术。发生于桡骨近端、尺骨远端、腓骨上段等部位的CS可选择广泛或边缘切除，这些部位的骨质缺失对术后功能并无显著影响。

2~3级CS、间叶性CS、去分化CS、透明细胞CS应行足够广泛且边缘阴性的切除术。术后根据组织学类型和切缘决定是否辅以放疗或全身药物治疗。

大多数CS患者术后可长期生存，肿瘤切除后功能重建应充分考虑这一因素。四肢1级中央型CS采用囊内刮除后可选择植骨（自体骨、异体骨、人工骨）和钢板固定，必要时可选择腓骨或髂骨的结构性植骨。对四肢CS切除后大段骨缺损的修复，可选择灭活再植、异体骨、带血管蒂腓骨移植等生物重建方法。如选择金属假体重建，可尝试通过3D打印金属骨小梁等技术实现假体与自体骨的整合，以提高假体长期保有率，降低远期并发症。

2 骨盆和骶骨

2.1 外科边界的选择和预后

对任何病理分级的骨盆和骶骨CS，首选初始治疗均为切缘阴性的广泛切除。

骨盆CS10年生存率为51%~88%，低于四肢CS。

低级别CS发生于四肢可选择囊内切除，对骨盆CS无论病理分级如何，都必须选择切缘阴性的广泛切除。Andreou等在2011年的对照研究显示，中轴骨及骨盆CS在获得满意外科边界广泛切除后10年OS与PFS分别为61%和44%；而切缘阳性的10年OS与PFS仅为17%和0。其他骨盆CS的回顾性队列研究显示，切缘阴性的广泛切除后局部控制率为25%~82%，囊内刮除后局部复发率较高。因此，即使是1级CS也不宜采用刮除术。

骨盆CS具体的发病部位同样是重要预后因子。普遍认为，骨盆I区（髂骨翼）未累及骶髂关节的CS预后最好，髋臼周围CS预后不良。Sheth和Ozaki分别报道III区CS预后不良。Guo等报道累及骶髂关节的IV区

CS 预后不良。有研究显示外生性 CS 预后优于内生性 CS。

骶骨 CS 发病率较低，国内外多为个案报道，研究者一致认为对可切除病灶实施广泛切除是提高长期生存率的有效方法。依据 Guo 等报道的骶骨肿瘤外科分区方法指导切除范围可提高局部控制率。

综上所述，外科边界的满意程度是骨盆 CS 预后最重要的影响因素。

2.2 复发病例的处理

高级别骨盆和骶骨 CS 复发率高，复发病例是否接受二次手术需根据个体情况决定，部分可从中受益。

骨盆 CS 复发率 18%~45%，初次手术边界满意程度是最重要的影响因素。大多数研究示局部复发与预后不良密切相关，也有研究示复发与生存期无显著相关。

Pring 等提示，高级别骨盆 CS 易复发。有研究示二次手术可提高生存率，但例数较少，统计学差异不显著。骨盆 CS 复发外科治疗后再次复发概率较高。

2.3 截肢和保肢的选择

体积巨大的骨盆 CS 累及主要血管神经，或复发、放疗等因素造成局部软组织条件不良者应选择截肢。

截肢和保肢手术获得满意外科边界的比例无统计学差异，Deloin 的研究中截肢组 63% 取得满意外科边界，保肢组为81%。其他多项研究均获同样结论。仅有2项研究示截肢可获更好边界。1972年，Marcove报道半骨盆离断术可获得更好预后。2005年，Donati报道125例骨盆CS，截肢比保肢获得更好外科边界（80% vs. 61%，P=0.077），并降低局部复发率，但统计学差异不显著。此外，上述两项研究术前影像学检查仅为X线片。随着影像学和导航技术发展，目前临床判断骨盆CS的外科边界已更加精确。有学者推荐仅对体积巨大且不伴远处转移的高级别CS病例实施截肢术。

综上所述，骨盆CS切除方式的选择需充分考虑主要血管神经受累情况、周围软组织条件及肿瘤生物学行为等因素。

2.4 骨盆CS切除后的功能重建

低级别CS在术中条件允许情况下应行恢复肢体功能的骨盆重建。

接受保肢治疗的骨盆CS患者术后功能评分较高，骨盆CS接受保肢治疗后长期随访，48%~92%在末次随访时仍保留患肢，并靠其行走，提示在切除肿瘤后一期完成功能重建是必要的。

Ⅰ、Ⅳ区区CS切除后应重建骨盆环连续性。Ⅲ区CS切除后一般无需重建，且术后功能较好。髋臼周围（Ⅱ区）CS切除后功能损失最大，在国内，髋臼重建主要采用可调式人工半骨盆假体，术后功能和并发症发生率优于国外马鞍式假体，国外文献报道的其他重建方式包括冰激凌假体等。Guo等报道累及骶髂关节（Ⅳ区）恶性肿瘤的分区和切除重建策略，对外科手术有指导意义。

鉴于CS患者生存期较长，治愈率高，在选择重建方式时应兼顾内固定的持久性。在条件允许情况下，可选择瘤骨灭活再植、自体腓骨移植或异体半骨盆移植等生物重建。

Guo等报道骶骨恶性肿瘤的外科分区系统，对低位骶骨（骶2、3间盘以下）的恶性肿瘤，外科切除后无须重建。高位骶骨（骶2、3间盘以上）恶性肿瘤切除后需重建骶髂关节连续性。

3　脊柱

3.1　脊柱CS外科治疗的适应证

大多数Tomita Ⅰ-Ⅳ型及部分Ⅴ、Ⅵ型的脊柱CS病例适合进行en bloc切除术，Ⅶ型则不推荐。大多数Enneking Ⅰ、Ⅱ期适合en bloc切除术，Ⅲ期则不推荐。

3.2　外科边界的选择和预后

对于脊柱CS，任何病理分级，首选初治方案均为切缘阴性的广泛切除。脊柱CS的五年生存率为33%~

71%，低于其他部位的CS。

对脊柱CS，手术干预是目前最佳治疗手段。全脊椎切除可获满意外科边界。其中的en bloc切除，相对于其他手术，肿瘤污染可能更小，局部控制率更好，复发率更低。Huabin Yin等在2014年发表的回顾性研究，en bloc切除是影响复发、远处转移和OS的独立预后因素。

但是，en bloc切除并非适用于所有脊柱CS。因为其实施受保护脊髓等重要生理结构制约，需术前周密计划和较高手术技术水平。如en bloc切除涉及脊柱重要结构，可能无法实施。此时，更加传统的手术干预配合术前、术中乃至术后的辅助治疗至关重要。

3.2.1 颈椎

对颈椎CS，en bloc切除有时很难实施。相对于胸腰椎，颈椎有更多的重要血管神经结构毗邻，其复杂的血供和神经分布给外科医师带来不小困难。有报道称可结扎脊髓以获得理想的颈椎en bloc切除结果，但显然大部分无法接受随之而来的神经功能缺损。且对前后侧都受侵犯的椎体，为追求阴性边缘而实施en bloc切除，也增加了污染的可能性。

对只有前侧或后侧侵犯的颈椎CS，在重要解剖结构不受明显影响前提下，首选en bloc切除。

对前后侧皆有侵犯的颈椎软骨肿瘤，周密计划的大剂量三维适型放疗配合辅助治疗能达到不亚于en bloc切除的效果，且风险更低，从而成为首选。

对无条件行全脊柱切除的颈椎CS，有研究及病例报告称，全病灶切除配合辅助治疗或行环椎骨切除术也能获得较长的PFS及神经功能保留。

3.2.2 胸椎

脊柱CS最好发于胸椎。首选手术仍是en bloc切除。除了脊柱本身及其周围的重要结构外，需要注意胸腔内的重要结构。有病例报告，当肿瘤十分靠近主动脉时，可在周密准备下，行主动脉切除加置换术，以完成理想的en bloc切除术，从而获得理想的手术边界。

可根据肿瘤侵袭具体情况，选择前路或前后路手术，Yongcheng Hu等回顾性研究显示，选择一侧卧位的手术体位可一次性完成前后路操作，有足够的术野暴露，减轻了神经血管损伤，减少了术中失血，缩短了手术时间。

有报告显示，在手术过程中使用冰冻治疗，通过液氮形成的低温，从细胞层面上杀伤肿瘤细胞，有助于肿瘤切除更加彻底。

3.2.3 腰椎

首选手术方案仍是en bloc切除。可根据肿瘤侵袭具体情况，选择前路或前后路手术，条件允许也可选择一侧卧位的手术体位可以一次性完成前后路操作，以期更好预后。

3.3 复发病例的处理

高级别脊柱CS复发率高，复发病例是否接受二次手术需根据个体情况决定，部分患者可从中受益。

脊柱CS在实施了en bloc切除术同时获得满意边界前提下，复发率可低至3%~8%。如果未行en bloc切除术，或边界不甚满意，复发率可高达80%。所以初次手术外科边界的满意程度是最重要影响因素。局部复发与预后不良密切相关。

有研究显示二次手术可能提高生存率，但例数较少，统计学差异不显著。

3.4 脊柱CS切除后的功能重建

低级别CS在术中条件允许情况下应行恢复肢体功能的脊柱重建。

手术干预条件允许选择en bloc切除术已成共识，因而一期完成功能重建是必要的。一期软组织重建可降低潜在严重伤口并发症的发生率。对软组织状况不好者，清创及覆盖有血管的组织可控制并发症的发生，同时保持固定装置稳定。

在国内，脊柱重建主要采用钛网和人工椎体，术后功能和并发症发生率较优，国外文献有报道用其他重建方式如前脊柱关节融合加结构性皮层移植。

CS患者生存期较长，肿瘤治愈率高，在选择重建方式时应兼顾内固定的持久性。

第五章

预后及康复

CS整体的5年生存率约为70%，预后与分级和亚型密切相关，文献报道，经典型1、2、3级CS的5年生存率分别为90%、81%和29%，肺转移率分别为0、10%和66%。一项对SEER数据库中2890例CS分析表明，不同亚型5年生存率存在巨大差异，去分化型CS的5年生存率为0，透明细胞型达到100%，其他亚型5年生存率分别为黏液型71%、皮质旁型93%、间叶型48%、恶性软骨母细胞瘤85%。统计学分析显示CS的重要的预后因素包括：病变为原发或继发、中心型或周围型、解剖部位、组织学级别及体积大小。SEER资料显示：女性、低度恶性和无远处转移在单因素分析中有显著疾病相关生存优势，而多因素分析中只有分级与分期与预后有明显相关。一项针对去分化CS的随访显示，其5年OS仅为18%，发生于中轴骨、肿瘤最大径>8cm、伴肺转移者预后更差，通过手术达到广泛外科边界可提高生存率。针对间叶型CS的荟萃分析显示，其5年、10年、20年生存率分别为55.0%、

43.5%、15.7%，发生于30岁以上、病变位于中轴骨、非手术治疗、切缘阳性等因素与预后不良相关，化疗能否提高生存率仍有争议，切缘阳性术后接受放疗可有效降低复发风险。中长期随访结果显示，CS的10年和30年的PFS均为72.8%。

对接受手术治疗的CS，应根据不同手术部位的具体术式选择适宜的康复方案。由于复发病例在康复过程中强调随访的重要性，一旦发现复发，应积极对其行外科治疗，同时注意全身检查以及时发现转移灶，并及时对转移灶行相应治疗。

第五章 预后及康复

— 第六章 ——————————————

总结

组织学分级与肿瘤部位是决定CS治疗方式的最重要因素。

对可切除、低级别（1级）、间室内的肢体CS，应选择单纯广泛切除或瘤内切除加辅助治疗。低级别（1级）骨盆CS应广泛切除。

可切除的高级别（2、3级）、透明细胞型或间室外CS应行切缘阴性的广泛切除。

多学科整合治疗对改善肿瘤患者预后有重要作用。虽然传统上认为CS对辅助治疗效果一般，但在CS治疗中辅助治疗仍有一定的意义。

术后质子束或结合光子束放疗可能对肿瘤不易切除者（尤其是颅底及中轴骨CS）有效。不可切除的高级别或低级别肿瘤可考虑放疗。但因无足够支持CS放疗的数据，有待进一步研究。

建议对去分化CS应等同于骨肉瘤、间叶性CS应等同于尤文肉瘤来治疗。

局部复发时，若病变可切除，应广泛切除。若广泛切除术后切缘仍为阳性，应考虑放疗或再手术达到切缘阴性。不能切除的复发病变采取放疗。高度恶性CS全身复发时，应采取手术切除或建议参加临床试验。

参考文献

[1] GELDERBLOM H, HOGENDOORN P C, DIJKSTRA S D, et al. The clinical approach towards chondrosarcoma [J]. Oncologist, 2008, 13 (3): 320-9.

[2] RIEDEL R F, LARRIER N, DODD L, et al. The clinical management of chondrosarcoma [J]. Curr Treat Options Oncol, 2009, 10 (1-2): 94-106.

[3] THE WHO CLASSIFICATION OF TUMOURS EDITORIAL BOARD. WHO Classifcation of Soft Tissue and Bone Tumours, 5th Edition [J]. Lyon (France): IARC, 2020.

[4] VERDEGAAL S H, BOVEE J V, PANSURIYA T C, et al. Incidence, predictive factors, and prognosis of chondrosarcoma in patients with Ollier disease and Maffucci syndrome: an international multicenter study of 161 patients [J]. Oncologist, 2011, 16 (12): 1771-9.

[5] AHMED A R, TAN T S, UNNI K K, et al. Secondary chondrosarcoma in osteochondroma: report of 107 patients [J]. Clin Orthop Relat Res, 2003, 411: 193-206.

[6] AMARY M F, BACSI K, MAGGIANI F, et al. IDH1 and IDH2 mutations are frequent events in central chondrosarcoma and central and periosteal chondromas but not in other mesenchymal tumours [J]. The Journal of pathology, 2011, 224 (3): 334-43.

[7] AMARY M F, DAMATO S, HALAI D, et al. Ollier disease and Maffucci syndrome are caused by somatic mosaic mutations of IDH1 and IDH2 [J]. Nature genetics, 2011, 43 (12): 1262-5.

[8] PANSURIYA T C, VAN EIJK R, D'ADAMO P, et al. Somatic mosaic IDH1 and IDH2 mutations are associated with enchondro-

ma and spindle cell hemangioma in Ollier disease and Maffucci syndrome [J]. Nature genetics, 2011, 43 (12): 1256-61.

[9] MEIJER D, DE JONG D, PANSURIYA T C, et al. Genetic characterization of mesenchymal, clear cell, and dedifferentiated chondrosarcoma [J]. Genes Chromosomes Cancer, 2012, 51 (10): 899-909.

[10] KILPATRICK S E, INWARDS C Y, FLETCHER C D, et al. Myxoid chondrosarcoma (chordoid sarcoma) of bone: a report of two cases and review of the literature [J]. Cancer, 1997, 79 (10): 1903-10.

[11] ANTONESCU C R, ARGANI P, ERLANDSON R A, et al. Skeletal and extraskeletal myxoid chondrosarcoma: a comparative clinicopathologic, ultrastructural, and molecular study [J]. Cancer, 1998, 83 (8): 1504-21.

[12] BRUNS J, ELBRACHT M, NIGGEMEYER O. Chondrosarcoma of bone: an oncological and functional follow-up study [J]. Ann Oncol, 2001, 12 (6): 859-64.

[13] BERGH P, GUNTERBERG B, MEIS-KINDBLOM J M, et al. Prognostic factors and outcome of pelvic, sacral, and spinal chondrosarcomas: a center-based study of 69 cases [J]. Cancer, 2001, 91 (7): 1201-12.

[14] ENNEKING W F, DUNHAM W K. Resection and reconstruction for primary neoplasms involving the innominate bone [J]. J Bone Joint Surg Am, 1978, 60 (6): 731-46.

[15] NORMAN A, SISSONS H A. Radiographic hallmarks of peripheral chondrosarcoma [J]. Radiology, 1984, 151 (3): 589-96.

[16] KUMAR J, SEITH A, KUMAR A, et al. Whole-body MR imaging with the use of parallel imaging for detection of skeletal metastases in pediatric patients with small-cell neoplasms: comparison with skeletal scintigraphy and FDG PET/CT [J]. Pe-

骨肿瘤

参考文献

diatric radiology, 2008, 38（9）: 953-62.

[17] DALDRUP-LINK H E, FRANZIUS C, LINK T M, et al.
Whole-body MR imaging for detection of bone metastases in
children and young adults: comparison with skeletal scintigra-
phy and FDG PET [J]. AJR Am J Roentgenol, 2001, 177
（1）: 229-36.

[18] SCHUETZE S M. Utility of positron emission tomography in sar-
comas [J]. Curr Opin Oncol, 2006, 18（4）: 369-73.

[19] VOLKER T, DENECKE T, STEFFEN I, et al. Positron emis-
sion tomography for staging of pediatric sarcoma patients: re-
sults of a prospective multicenter trial [J]. Journal of clinical on-
cology: official journal of the American Society of Clinical On-
cology, 2007, 25（34）: 5435-41.

[20] LIU P T, VALADEZ S D, CHIVERS F S, et al. Anatomically
based guidelines for core needle biopsy of bone tumors: impli-
cations for limb-sparing surgery [J]. Radiographics, 2007, 27
（1）: 189-205; discussion 6.

[21] HUANG A J, KATTAPURAM S V. Musculoskeletal neo-
plasms: biopsy and intervention [J]. Radiol Clin North Am,
2011, 49（6）: 1287-305, vii.

[22] ASHFORD R U, MCCARTHY S W, SCOLYER R A, et al.
Surgical biopsy with intra-operative frozen section. An accurate
and cost-effective method for diagnosis of musculoskeletal sar-
comas [J]. The Journal of bone and joint surgery British volume,
2006, 88（9）: 1207-11.

[23] SKRZYNSKI M C, BIERMANN J S, MONTAG A, et al. Di-
agnostic accuracy and charge-savings of outpatient core needle
biopsy compared with open biopsy of musculoskeletal tumors
[J]. J Bone Joint Surg Am, 1996, 78（5）: 644-9.

[24] WELKER J A, HENSHAW R M, JELINEK J, et al. The per-
cutaneous needle biopsy is safe and recommended in the diagno-

sis of musculoskeletal masses [J]. Cancer, 2000, 89 (12):
2677–86.

[25] MITSUYOSHI G, NAITO N, KAWAI A, et al. Accurate diag-
nosis of musculoskeletal lesions by core needle biopsy [J]. J
Surg Oncol, 2006, 94 (1): 21–7.

[26] ADAMS S C, POTTER B K, PITCHER D J, et al. Office-
based core needle biopsy of bone and soft tissue malignancies:
an accurate alternative to open biopsy with infrequent complica-
tions [J]. Clin Orthop Relat Res, 2010, 468 (10): 2774–80.

[27] DAVIES N M, LIVESLEY P J, CANNON S R. Recurrence of
an osteosarcoma in a needle biopsy track [J]. The Journal of
bone and joint surgery British volume, 1993, 75 (6): 977–
8.

[28] SAGHIEH S, MASROUHA K Z, MUSALLAM K M, et al.
The risk of local recurrence along the core-needle biopsy tract
in patients with bone sarcomas [J]. Iowa Orthop J, 2010, 30:
80–3.

[29] BOVÉE, J. Bone Tumor Pathology, An Issue of Surgical Pa-
thology Clinics, Volume 10-3, 1st Edition [J]. Elsevier,
2017.

[30] UNNI K K, INWARD C Y. Dahlin's Bone Tumor. 6th Edi-
tion. [J]. Philadelphia (USA): Wolters Kluwer, 2010.

[31] ANDERSON W J, JO V Y. Diagnostic Immunohistochemistry
of Soft Tissue and Bone Tumors: An Update on Biomarkers
That Correlate with Molecular Alterations [J]. Diagnostics (Ba-
sel, Switzerland), 2021, 11 (4): 690.

[32] BAUMHOER D, AMARY F, FLANAGAN A M. An update of
molecular pathology of bone tumors. Lessons learned from inves-
tigating samples by next generation sequencing [J]. Genes Chro-
mosomes Cancer, 2019, 58 (2): 88–99.

[33] JEONG W, KIM H J. Biomarkers of chondrosarcoma [J]. J Clin

Pathol, 2018, 71 (7): 579-83.

[34] LI L, HU X, EID J E, et al. Mutant IDH1 Depletion Down-regulates Integrins and Impairs Chondrosarcoma Growth [J]. Cancers (Basel), 2020, 12 (1): 141.

[35] SYED M, MUSHTAQ S, LOYA A, et al. NKX3.1 a useful marker for mesenchymal chondrosarcoma: An immunohisto-chemical study [J]. Ann Diagn Pathol, 2021, 50 (151660.

[36] TALLEGAS M, MIQUELESTORENA-STANDLEY É, LA-BIT-BOUVIER C, et al. IDH mutation status in a series of 88 head and neck chondrosarcomas: different profile between tu-mors of the skull base and tumors involving the facial skeleton and the laryngotracheal tract [J]. Human pathology, 2019, 84: 183-91.

[37] MOHAMMAD N, WONG D, LUM A, et al. Characterisation of isocitrate dehydrogenase 1 / isocitrate dehydrogenase 2 gene mutation and the d-2-hydroxyglutarate oncometabolite level in dedifferentiated chondrosarcoma [J]. Histopathology, 2020, 76 (5): 722-30.

[38] FIORENZA F, ABUDU A, GRIMER R J, et al. Risk factors for survival and local control in chondrosarcoma of bone [J]. The Journal of bone and joint surgery British volume, 2002, 84 (1): 93-9.

[39] SHETH D S, YASKO A W, JOHNSON M E, et al. Chondro-sarcoma of the pelvis. Prognostic factors for 67 patients treated with definitive surgery [J]. Cancer, 1996, 78 (4): 745-50.

[40] PRING M E, WEBER K L, UNNI K K, et al. Chondrosarco-ma of the pelvis. A review of sixty-four cases [J]. J Bone Joint Surg Am, 2001, 83 (11): 1630-42.

[41] ANDREOU D, RUPPIN S, FEHLBERG S, et al. Survival and prognostic factors in chondrosarcoma: results in 115 pa-tients with long-term follow-up [J]. Acta Orthop, 2011, 82

(6): 749-55.

[42] FUNOVICS P T, PANOTOPOULOS J, SABETI-ASCHRAF M, et al. Low-grade chondrosarcoma of bone: experiences from the Vienna Bone and Soft Tissue Tumour Registry [J]. Int Orthop, 2011, 35 (7): 1049-56.

[43] VETH R, SCHREUDER B, VAN BEEM H, et al. Cryosurgery in aggressive, benign, and low-grade malignant bone tumours [J]. Lancet Oncol, 2005, 6 (1): 25-34.

[44] AHLMANN E R, MENENDEZ L R, FEDENKO A N, et al. Influence of cryosurgery on treatment outcome of low-grade chondrosarcoma [J]. Clin Orthop Relat Res, 2006, 451: 201-7.

[45] MOHLER D G, CHIU R, MCCALL D A, et al. Curettage and cryosurgery for low-grade cartilage tumors is associated with low recurrence and high function [J]. Clin Orthop Relat Res, 2010, 468 (10): 2765-73.

[46] LEERAPUN T, HUGATE R R, INWARDS C Y, et al. Surgical management of conventional grade I chondrosarcoma of long bones [J]. Clin Orthop Relat Res, 2007, 463: 166-72.

[47] DONATI D, COLANGELI S, COLANGELI M, et al. Surgical treatment of grade I central chondrosarcoma [J]. Clin Orthop Relat Res, 2010, 468 (2): 581-9.

[48] HICKEY M, FARROKHYAR F, DEHESHI B, et al. A systematic review and meta-analysis of intralesional versus wide resection for intramedullary grade I chondrosarcoma of the extremities [J]. Ann Surg Oncol, 2011, 18 (6): 1705-9.

[49] GODA J S, FERGUSON P C, O'SULLIVAN B, et al. High-risk extracranial chondrosarcoma: long-term results of surgery and radiation therapy [J]. Cancer, 2011, 117 (11): 2513-9.

[50] KAWAGUCHI S, WEISS I, LIN P P, et al. Radiation therapy is associated with fewer recurrences in mesenchymal chon-

骨肿瘤

参考文献

drosarcoma [J]. Clin Orthop Relat Res, 2014, 472 (3): 856-64.

[51] HUG E B, LOREDO L N, SLATER J D, et al. Proton radiation therapy for chordomas and chondrosarcomas of the skull base [J]. J Neurosurg, 1999, 91 (3): 432-9.

[52] MUNZENRIDER J E, LIEBSCH N J. Proton therapy for tumors of the skull base [J]. Strahlenther Onkol, 1999, 175 Suppl 2: 57-63.

[53] NOËL G, FEUVRET L, FERRAND R, et al. Radiotherapeutic factors in the management of cervical-basal chordomas and chondrosarcomas [J]. Neurosurgery, 2004, 55 (6): 1252-60; discussion 60-2.

[54] NOEL G, HABRAND J L, MAMMAR H, et al. Combination of photon and proton radiation therapy for chordomas and chondrosarcomas of the skull base: the Centre de Protontherapie D'Orsay experience [J]. Int J Radiat Oncol Biol Phys, 2001, 51 (2): 392-8.

[55] ARES C, HUG E B, LOMAX A J, et al. Effectiveness and safety of spot scanning proton radiation therapy for chordomas and chondrosarcomas of the skull base: first long-term report [J]. Int J Radiat Oncol Biol Phys, 2009, 75 (4): 1111-8.

[56] SCHULZ-ERTNER D, NIKOGHOSYAN A, HOF H, et al. Carbon ion radiotherapy of skull base chondrosarcomas [J]. Int J Radiat Oncol Biol Phys, 2007, 67 (1): 171-7.

[57] SCHULZ-ERTNER D, NIKOGHOSYAN A, THILMANN C, et al. Results of carbon ion radiotherapy in 152 patients [J]. Int J Radiat Oncol Biol Phys, 2004, 58 (2): 631-40.

[58] UHL M, MATTKE M, WELZEL T, et al. High control rate in patients with chondrosarcoma of the skull base after carbon ion therapy: first report of long-term results [J]. Cancer, 2014, 120 (10): 1579-85.

[59] AMICHETTI M, AMELIO D, CIANCHETTI M, et al. A systematic review of proton therapy in the treatment of chondrosarcoma of the skull base [J]. Neurosurg Rev, 2010, 33（2）: 155-65.

[60] ROSENBERG A E, NIELSEN G P, KEEL S B, et al. Chondrosarcoma of the base of the skull: a clinicopathologic study of 200 cases with emphasis on its distinction from chordoma [J]. Am J Surg Pathol, 1999, 23（11）: 1370-8.

[61] MITCHELL A D, AYOUB K, MANGHAM D C, et al. Experience in the treatment of dedifferentiated chondrosarcoma [J]. The Journal of bone and joint surgery British volume, 2000, 82（1）: 55-61.

[62] DICKEY I D, ROSE P S, FUCHS B, et al. Dedifferentiated chondrosarcoma: the role of chemotherapy with updated outcomes [J]. J Bone Joint Surg Am, 2004, 86（11）: 2412-8.

[63] GRIMER R J, GOSHEGER G, TAMINIAU A, et al. Dedifferentiated chondrosarcoma: prognostic factors and outcome from a European group [J]. Eur J Cancer, 2007, 43（14）: 2060-5.

[64] STAALS E L, BACCHINI P, BERTONI F. Dedifferentiated central chondrosarcoma [J]. Cancer, 2006, 106（12）: 2682-91.

[65] CESARI M, BERTONI F, BACCHINI P, et al. Mesenchymal chondrosarcoma. An analysis of patients treated at a single institution [J]. Tumori, 2007, 93（5）: 423-7.

[66] DANTONELLO T M, INT-VEEN C, LEUSCHNER I, et al. Mesenchymal chondrosarcoma of soft tissues and bone in children, adolescents, and young adults: experiences of the CWS and COSS study groups [J]. Cancer, 2008, 112（11）: 2424-31.

[67] ITALIANO A, MIR O, CIOFFI A, et al. Advanced chondro-

sarcomas: role of chemotherapy and survival [J]. Ann Oncol, 2013, 24 (11): 2916-22.

[68] BERNSTEIN-MOLHO R, KOLLENDER Y, ISSAKOV J, et al. Clinical activity of mTOR inhibition in combination with cyclophosphamide in the treatment of recurrent unresectable chondrosarcomas [J]. Cancer Chemother Pharmacol, 2012, 70 (6): 855-60.

[69] MARCO R A, GITELIS S, BREBACH G T, et al. Cartilage tumors: evaluation and treatment [J]. J Am Acad Orthop Surg, 2000, 8 (5): 292-304.

[70] MAVROGENIS A F, ANGELINI A, DRAGO G, et al. Survival analysis of patients with chondrosarcomas of the pelvis [J]. J Surg Oncol, 2013, 108 (1): 19-27.

[71] MOCHIZUKI K, YAMAGUCHI H, UMEDA T. The management of pelvic chondrosarcoma in Japan. Japanese Musculo-Skeletal Oncology Group [J]. Int Orthop, 2000, 24 (2): 65-70.

[72] OZAKI T, HILLMANN A, LINDNER N, et al. Chondrosarcoma of the pelvis [J]. Clin Orthop Relat Res, 1997, 337): 226-39.

[73] BJORNSSON J, MCLEOD R A, UNNI K K, et al. Primary chondrosarcoma of long bones and limb girdles [J]. Cancer, 1998, 83 (10): 2105-19.

[74] SÖDERSTRÖM M, EKFORS T O, BÖHLING T O, et al. No improvement in the overall survival of 194 patients with chondrosarcoma in Finland in 1971-1990 [J]. Acta orthopaedica Scandinavica, 2003, 74 (3): 344-50.

[75] BALL A B, BARR L, WESTBURY G. Chondrosarcoma of the pelvis: the role of palliative debulking surgery [J]. Eur J Surg Oncol, 1991, 17 (2): 135-8.

[76] GITELIS S, BERTONI F, PICCI P, et al. Chondrosarcoma of

bone. The experience at the Istituto Ortopedico Rizzoli [J]. J Bone Joint Surg Am, 1981, 63 (8): 1248-57.

[77] GUO W, LI D, TANG X, et al. Surgical treatment of pelvic chondrosarcoma involving periacetabulum [J]. J Surg Oncol, 2010, 101 (2): 160-5.

[78] HEALEY J H, LANE J M. Chondrosarcoma [J]. Clin Orthop Relat Res, 1986, 204): 119-29.

[79] KAWAI A, HEALEY J H, BOLAND P J, et al. Prognostic factors for patients with sarcomas of the pelvic bones [J]. Cancer, 1998, 82 (5): 851-9.

[80] LEE F Y, MANKIN H J, FONDREN G, et al. Chondrosarcoma of bone: an assessment of outcome [J]. J Bone Joint Surg Am, 1999, 81 (3): 326-38.

[81] MARCOVE R C. Chodrosarcoma: diagnosis and treatment [J]. Orthop Clin North Am, 1977, 8 (4): 811-20.

[82] SHIN K H, ROUGRAFF B T, SIMON M A. Oncologic outcomes of primary bone sarcomas of the pelvis [J]. Clin Orthop Relat Res, 1994, 304): 207-17.

[83] WEBER K L, PRING M E, SIM F H. Treatment and outcome of recurrent pelvic chondrosarcoma [J]. Clin Orthop Relat Res, 2002, 397): 19-28.

[84] NORMAND A N, CANNON C P, LEWIS V O, et al. Curettage of biopsy-diagnosed grade 1 periacetabular chondrosarcoma [J]. Clin Orthop Relat Res, 2007, 459: 146-9.

[85] OZAKI T, LINDNER N, HILLMANN A, et al. Influence of intralesional surgery on treatment outcome of chondrosarcoma [J]. Cancer, 1996, 77 (7): 1292-7.

[86] ZANG J, GUO W, YANG Y, et al. Reconstruction of the hemipelvis with a modular prosthesis after resection of a primary malignant peri-acetabular tumour involving the sacroiliac joint [J]. Bone Joint J, 2014, 96-B (3): 399-405.

[87] HSIEH P C，XU R，SCIUBBA D M，et al. Long-term clinical outcomes following en bloc resections for sacral chordomas and chondrosarcomas：a series of twenty consecutive patients [J]. Spine（Phila Pa 1976），2009，34（20）：2233-9.

[88] PURI A，AGARWAL M G，SHAH M，et al. Decision making in primary sacral tumors [J]. Spine J，2009，9（5）：396-403.

[89] 尉然，郭卫，杨荣利.整块切除与分块切除治疗骶骨软骨肉瘤的预后分析 [J]. 中国脊柱脊髓杂志，2014，24（11）：979-83.

[90] LI D，GUO W，TANG X，et al. Surgical classification of different types of en bloc resection for primary malignant sacral tumors [J]. Eur Spine J，2011，20（12）：2275-81.

[91] DONATI D，EL GHONEIMY A，BERTONI F，et al. Surgical treatment and outcome of conventional pelvic chondrosarcoma [J]. The Journal of bone and joint surgery British volume，2005，87（11）：1527-30.

[92] EVANS H L，AYALA A G，ROMSDAHL M M. Prognostic factors in chondrosarcoma of bone：a clinicopathologic analysis with emphasis on histologic grading [J]. Cancer，1977，40（2）：818-31.

[93] HENDERSON E D，DAHLIN D C. Chondrosarcoma of Bone--a Study of Two Hundred and Eighty-Eight Cases [J]. J Bone Joint Surg Am，1963，45：1450-8.

[94] DELOIN X，DUMAINE V，BIAU D，et al. Pelvic chondrosarcomas：surgical treatment options [J]. Orthop Traumatol Surg Res，2009，95（6）：393-401.

[95] SPRINGFIELD D S，GEBHARDT M C，MCGUIRE M H. Chondrosarcoma：a review [J]. Instr Course Lect，1996，45：417-24.

[96] MARCOVE R C，MIKE V，HUTTER R V，et al. Chondrosarcoma of the pelvis and upper end of the femur. An analysis of

factors influencing survival time in one hundred and thirteen cases [J]. J Bone Joint Surg Am, 1972, 54 (3): 561-72.

[97] CHO H S, OH J H, HAN I, et al. The outcomes of navigation-assisted bone tumour surgery: minimum three-year follow-up [J]. The Journal of bone and joint surgery British volume, 2012, 94 (10): 1414-20.

[98] JEYS L, MATHARU G S, NANDRA R S, et al. Can computer navigation-assisted surgery reduce the risk of an intralesional margin and reduce the rate of local recurrence in patients with a tumour of the pelvis or sacrum? [J]. Bone Joint J, 2013, 95-b (10): 1417-24.

[99] KRETTEK C, GEERLING J, BASTIAN L, et al. Computer aided tumor resection in the pelvis [J]. Injury, 2004, 35 Suppl 1: S-A79-83.

[100] HOFFMANN C, GOSHEGER G, GEBERT C, et al. Functional results and quality of life after treatment of pelvic sarcomas involving the acetabulum [J]. J Bone Joint Surg Am, 2006, 88 (3): 575-82.

[101] HUGATE R, JR., SIM F H. Pelvic reconstruction techniques [J]. Orthop Clin North Am, 2006, 37 (1): 85-97.

[102] O'CONNOR M I, SIM F H. Salvage of the limb in the treatment of malignant pelvic tumors [J]. J Bone Joint Surg Am, 1989, 71 (4): 481-94.

[103] ABOULAFIA A J, BUCH R, MATHEWS J, et al. Reconstruction using the saddle prosthesis following excision of primary and metastatic periacetabular tumors [J]. Clin Orthop Relat Res, 1995, 314): 203-13.

[104] BELL R S, DAVIS A M, WUNDER J S, et al. Allograft reconstruction of the acetabulum after resection of stage-IIB sarcoma. Intermediate-term results [J]. J Bone Joint Surg Am, 1997, 79 (11): 1663-74.

[105] FRASSICA F J, CHAO E Y, SIM F H. Special problems in limb-salvage surgery [J]. Semin Surg Oncol, 1997, 13 (1): 55-63.

[106] HARRINGTON K D. The use of hemipelvic allografts or autoclaved grafts for reconstruction after wide resections of malignant tumors of the pelvis [J]. J Bone Joint Surg Am, 1992, 74 (3): 331-41.

[107] MARCO R A, SHETH D S, BOLAND P J, et al. Functional and oncological outcome of acetabular reconstruction for the treatment of metastatic disease [J]. J Bone Joint Surg Am, 2000, 82 (5): 642-51.

[108] GUO W, LI D, TANG X, et al. Reconstruction with modular hemipelvic prostheses for periacetabular tumor [J]. Clin Orthop Relat Res, 2007, 461: 180-8.

[109] JI T, GUO W, YANG R L, et al. Modular hemipelvic endoprosthesis reconstruction --experience in 100 patients with mid-term follow-up results [J]. Eur J Surg Oncol, 2013, 39 (1): 53-60.

[110] FISHER N E, PATTON J T, GRIMER R J, et al. Ice-cream cone reconstruction of the pelvis: a new type of pelvic replacement: early results [J]. The Journal of bone and joint surgery British volume, 2011, 93 (5): 684-8.

[111] GILLIS C C, STREET J T, BOYD M C, et al. Pelvic reconstruction after subtotal sacrectomy for sacral chondrosarcoma using cadaveric and vascularized fibula autograft: Technical note [J]. Journal of neurosurgery Spine, 2014, 21 (4): 623-7.

[112] WAFA H, GRIMER R J, JEYS L, et al. The use of extracorporeally irradiated autografts in pelvic reconstruction following tumour resection [J]. Bone Joint J, 2014, 96-b (10): 1404-10.

[113] YANG Y, GUO W, YANG R, et al. [Reimplantation of devitalized tumor-bearing bone in pelvic reconstruction after en-bloc tumor resection] [J]. Zhonghua Wai Ke Za Zhi, 2014, 52 (10): 754-9.

[114] CLOYD J M, ACOSTA F L, JR., POLLEY M Y, et al. En bloc resection for primary and metastatic tumors of the spine: a systematic review of the literature [J]. Neurosurgery, 2010, 67 (2): 435-44; discussion 44-5.

[115] MUKHERJEE D, CHAICHANA K L, PARKER S L, et al. Association of surgical resection and survival in patients with malignant primary osseous spinal neoplasms from the Surveillance, Epidemiology, and End Results (SEER) database [J]. Eur Spine J, 2013, 22 (6): 1375-82.

[116] HASEGAWA K, HOMMA T, HIRANO T, et al. Margin-free spondylectomy for extended malignant spine tumors: surgical technique and outcome of 13 cases [J]. Spine (Phila Pa 1976), 2007, 32 (1): 142-8.

[117] MARTIN N S, WILLIAMSON J. The role of surgery in the treatment of malignant tumours of the spine [J]. The Journal of bone and joint surgery British volume, 1970, 52 (2): 227-37.

[118] WINDHAGER R, WELKERLING H, KASTNER N, et al. [Surgical therapy of pelvis and spine in primary malignant bone tumors] [J]. Orthopade, 2003, 32 (11): 971-82.

[119] MARULLI G, DURANTI L, CARDILLO G, et al. Primary chest wall chondrosarcomas: results of surgical resection and analysis of prognostic factors [J]. Eur J Cardiothorac Surg, 2014, 45 (6): e194-201.

[120] BORIANI S, DE IURE F, BANDIERA S, et al. Chondrosarcoma of the mobile spine: report on 22 cases [J]. Spine (Phila Pa 1976), 2000, 25 (7): 804-12.

骨肿瘤

参考文献

[121] YIN H，ZHOU W，YU H，et al. Clinical characteristics and treatment options for two types of osteoblastoma in the mobile spine：a retrospective study of 32 cases and outcomes [J]. Eur Spine J，2014，23（2）：411-6.

[122] KREPLER P，WINDHAGER R，BRETSCHNEIDER W，et al. Total vertebrectomy for primary malignant tumours of the spine [J]. The Journal of bone and joint surgery British volume，2002，84（5）：712-5.

[123] CHEN B，YANG Y，CHEN L，et al. Unilateral lateral mass fixation of cervical spinal low-grade chondrosarcoma with intralesional resection：A case report [J]. Oncol Lett，2014，7（5）：1515-8.

[124] MAYORGA-BUIZA M J，ALCÁNTARA R，ALMARCHA J M. Tracheal stent-implanted patients who underwent nonrelated cervical surgery：endoprosthesis management when removed it is possible [J]. Journal of neurosurgical anesthesiology，2011，23（1）：62-3.

[125] OHUE S，SAKAKI S，KOHNO K，et al. Primary spinal chondrosarcoma localized in the cervical spinal canal and intervertebral foramen--case report [J]. Neurol Med Chir（Tokyo），1995，35（1）：36-9.

[126] O'TOOLE J E，CONNOLLY E S，JR.，KHANDJI A G，et al. Clinicopathological review：cord compression secondary to a lesion of the cervical spine in an 11-year-old girl [J]. Neurosurgery，2004，54（4）：934-7；discussion 8.

[127] GIETZEN L，POKORSKI P. Chondrosarcoma of the cervical spine [J]. JAAPA，2017，30（12）：23-5.

[128] SIMSEK S，BELEN D，YIGITKANLI K，et al. Circumferential total resection of cervical tumors：report of two consecutive cases and technical note [J]. Turk Neurosurg，2009，19（2）：153-8.

[129] DRUSCHEL C, DISCH A C, MELCHER I, et al. Surgical management of recurrent thoracolumbar spinal sarcoma with 4-level total en bloc spondylectomy: description of technique and report of two cases [J]. Eur Spine J, 2012, 21 (1): 1-9.

[130] LI Y H, YAO X H. Primary intradural mesenchymal chondrosarcoma of the spine in a child [J]. Pediatric radiology, 2007, 37 (11): 1155-8.

[131] NOIRHOMME P, D'UDEKEM Y, MUNTING E, et al. Resection of a chest chondrosarcoma invading the spine and the aorta [J]. Ann Thorac Surg, 1998, 65 (2): 534-5.

[132] VERTZYAS N, CUMMINE J, BIANKIN S, et al. Chondrosarcoma of the thoracic spine in an 8-year-old child with 12 years follow-up: A case report [J]. J Orthop Surg (Hong Kong), 2000, 8 (1): 89-92.

[133] GOSLING T, PICHLMAIER M A, LANGER F, et al. Two-stage multilevel en bloc spondylectomy with resection and replacement of the aorta [J]. Eur Spine J, 2013, 22 (Suppl 3): S363-8.

[134] HU Y, XIA Q, JI J, et al. One-stage combined posterior and anterior approaches for excising thoracolumbar and lumbar tumors: surgical and oncological outcomes [J]. Spine (Phila Pa 1976), 2010, 35 (5): 590-5.

[135] ALPANTAKI K, DATSIS G, ZORAS O, et al. The value of cryosurgery in treating a case of thoracic chondrosarcoma [J]. Case Rep Med, 2011, 2011: 2432-43.

[136] MATSUDA Y, SAKAYAMA K, SUGAWARA Y, et al. Mesenchymal chondrosarcoma treated with total en bloc spondylectomy for 2 consecutive lumbar vertebrae resulted in continuous disease-free survival for more than 5 years: case report [J]. Spine (Phila Pa 1976), 2006, 31 (8): E231-6.

[137] OZAKI T, HILLMANN A, BLASIUS T S, et al. Skeletal me-

tastases of intermediate grade chondrosarcoma without pulmonary involvement. A case report [J]. Int Orthop, 1998, 22 (2): 131-3.

[138] KAWAHARA N, TOMITA K, MURAKAMI H, et al. Total excision of a recurrent chondrosarcoma of the thoracic spine: a case report of a seven-year-old boy with fifteen years follow-up [J]. Spine (Phila Pa 1976), 2010, 35 (11): E481-7.

[139] LEWANDROWSKI K U, HECHT A C, DELANEY T F, et al. Anterior spinal arthrodesis with structural cortical allografts and instrumentation for spine tumor surgery [J]. Spine (Phila Pa 1976), 2004, 29 (10): 1150-8; discussion 9.

[140] CHANG D W, FRIEL M T, YOUSSEF A A. Reconstructive strategies in soft tissue reconstruction after resection of spinal neoplasms [J]. Spine (Phila Pa 1976), 2007, 32 (10): 1101-6.

[141] MAZEL C, HOFFMANN E, ANTONIETTI P, et al. Posterior cervicothoracic instrumentation in spine tumors [J]. Spine (Phila Pa 1976), 2004, 29 (11): 1246-53.

[142] RAWLINS J M, BATCHELOR A G, LIDDINGTON M I, et al. Tumor excision and reconstruction of the upper cervical spine: a multidisciplinary approach [J]. Plast Reconstr Surg, 2004, 114 (6): 1534-8.

[143] SANERKIN N G. The diagnosis and grading of chondrosarcoma of bone: a combined cytologic and histologic approach [J]. Cancer, 1980, 45 (3): 582-94.

[144] GIUFFRIDA A Y, BURGUENO J E, KONIARIS L G, et al. Chondrosarcoma in the United States (1973 to 2003): an analysis of 2890 cases from the SEER database [J]. J Bone Joint Surg Am, 2009, 91 (5): 1063-72.

[145] STROTMAN P K, REIF T J, KLIETHERMES S A, et al. Dedifferentiated chondrosarcoma: A survival analysis of 159

cases from the SEER database （2001−2011）[J]. J Surg On-
col，2017，116（2）：252−7.

[146] XU J，LI D，XIE L，et al. Mesenchymal chondrosarcoma of
bone and soft tissue：a systematic review of 107 patients in
the past 20 years [J]. PLoS One，2015，10（4）：e0122216.

[147] 樊代明 . 整合肿瘤学·基础卷 [M]. 西安：世界图书出版西
安有限公司，2021.

[148] 樊代明 . 整合肿瘤学·临床卷 [M]. 北京：科学出版社，
2021.

第四篇　尤文肉瘤

—— 第一章 ——

流行病学

第一节　概述

尤文肉瘤（Ewing's Sarcoma，ES）是一种小圆细胞恶性肿瘤，占原发恶性骨肿瘤的10%，发生率仅次于骨肉瘤。好发于儿童和青少年，发病时中位年龄13岁，男女发病比例为1.30~1.51∶1。ES以22q12染色体上EWS基因（EWSR1）与ETS基因家族的几种基因（FLI1、ERG、ETV1、ETV4、FEV）融合为特征。EWS与11号染色体上的FLI1融合，以及相应的t（11；22）（q24；q12）染色体易位导致的EWS-FLI1融合基因转录，出现在约85%的尤文肉瘤中。在5%~10%病例中，EWS与ETS基因家族的其他基因相融合。在极少数的病例，FUS可替代EWS，导致无EWS的重新排列，即由t（16；21）（p11；q24）易位引起的FUS-ERG融合基因转录或t（2；16）（q35；p11）易位引起的FUS-FEV融合基因转录。

根据WHO 2020版分型，有EWSR1或FUS重排的肿瘤可据其融合的伙伴基因分为两种：EWSR1或FUS基因与ETS家族转录因子融合者定义为ES；EWSR1或FUS与非ETS伙伴基因融合者定义为"有EWSR1-非ETS融合的小圆细胞肉瘤"，取消了之前ES家族肿瘤的定义。除EWSR1或FUS重排外，此前一些小圆细胞肿瘤如BCOR-CCNB3、CIC-DUX4也被归为尤文家族肿瘤名下。但据WHO 2020版分型，这两种基因异常的肿瘤被单独列出，从尤文家族肿瘤中分列出来，单独以融合基因名称命名。

ES还有高表达细胞表面糖蛋白MIC2（CD99）的特征。虽然MIC2的表达不特异，但有助于ES与其他小圆细胞肿瘤的鉴别。

ES可发生于全身任何骨骼，最常见原发部位为骨盆、股骨及胸壁。长骨病变骨干最易受累。影像学多表现为溶骨性破坏。骨膜反应呈典型"洋葱皮"样改变。

ES与多数骨肿瘤一样，常因局部疼痛或肿胀就诊。不同的是，全身性症状如发热、体重下降及疲劳在发病时常见。实验室检查LDH升高及白细胞增多。

第二节　预后因素

ES预后较好的重要因素包括：原发肿瘤位于肢

体、肿瘤体积<100ml、发病时LDH正常。与其他部位的ES相比,脊柱及骶骨的ES预后更差。

发病时即有转移是ES最显著的不良预后因素,与其他骨起源肉瘤相同,转移最常见于肺、骨和骨髓。欧洲ES合作研究组(EICESS)对975例回顾性分析中发现,诊断时即有转移者5年PFS为22%,诊断时无转移者为55%。在有转移灶患者中,单纯肺转移比骨转移或肺骨同时转移的生存时间更长。一项30例回顾性分析表明,肿瘤转移至肺和骨以外的其他脏器(如脑、肝、脾)预后更差。无转移患者对化疗反应不佳,是PFS的一个不良预后因素。

ES研究协作组(IESS)303例ES患者的临床病理学特征回顾资料显示,原发病变位于骨盆者较四肢者生存率低。在一项53例ES化疗预后的多因素分析,Gupta等发现,骨盆是否受累与PFS相关。Lee等将成年后起病、有转移灶、瘤体大、社会经济水平低认定为OS的不良预后因素。

预防及筛查

疼痛和肿胀是多数患者的主要症状，局部包块是主要体征。儿童和青少年患者出现上述临床表现时，要考虑到ES的诊断，建议患者行疼痛部位的影像学检查。X线检查是基本和必要检查手段。如有条件可行疼痛部位的CT或MRI检查。

诊断

ES常有特征性染色体平衡易位，即位于22号染色体的EWSR1基因与ETS转录因子家族成员易位形成融合基因。ES与CIC重排肉瘤、伴有BCOR遗传学改变的肉瘤和EWSR1-non-ETS融合的圆细胞肉瘤共同构成了骨与软组织未分化小圆细胞肉瘤这一独立类别。

肉眼观察ES一般呈灰白色，质软，常伴坏死和出血区，骨内病变常突破骨皮质伴软组织侵犯。

镜下观察，ES呈巢、片状分布，细胞巢之间可见纤维性间隔。肿瘤主体由一致小圆形细胞构成，细胞核类圆形，染色质细颗粒状较细腻，胞质少或仅见少量透亮或嗜酸性胞质，核仁和细胞膜常不清晰。少数ES肿瘤细胞体积较大，有明显核仁，细胞轮廓不规则，部分还可有上皮样或神经内分泌样分化特点。化疗后ES常出现不同程度细胞坏死及肉芽组织，评估新辅助化疗后切除标本的坏死率有助于预测ES患者的预后。

免疫组化，95%ES肿瘤细胞膜弥漫表达CD99，该法敏感性好，但缺乏特异性。NKX2.2比CD99对ES有更高特异性。大约25%的ES细胞可以表达Keratin。FLI1基因是尤文肉瘤中与EWS基因发生易位最主要的ETS家族成员，其编码的FLI1蛋白免疫组化表达于肿瘤细胞核。当ES出现ERG基因重排时，免疫组化检测ERG有助于诊断。曾经的原始神经外胚层肿瘤（PNET）与ES不再区分，因此部分ES可呈现神经内分泌分化，NSE、S-100、Syn、CD56均可出现不同程度的阳性表达。极罕见的釉质瘤样ES，常表达鳞状上皮标记物。

分子病理，融合基因的形成是ES重要特点之一。大约85%的ES会发生t（11；22）（q24；q12）染色体易位，形成EWSR1-FLI1融合基因。10%病例具有t（21；22）（q22；q12）易位，即EWS基因与21q22上的ERG基因发生融合。还有不足5%ES为EWS与其他ETS家族基因（FEV，ETV1，ETV4，ZSG）异位形成相应融合基因，极少数病例存在FUS-ERG或FUS-FEV易位。这些融合基因编码嵌合转录因子调控多个基因功能，从而影响ES发生和发展。部分ES还会出现其他基因突变包括STAG2（15%~22%），CDKN2A（12%），TP53（7%）。

怀疑ES都应进行详细病史采集及体检，在活检前应行全面肿瘤分期。应包括胸部CT，原发病变部位

MRI、CT、PET扫描和/或骨扫描及骨髓活检，必要时建议行脊柱及骨盆MRI除外骨髓侵犯。在一项系统性回顾和meta分析，Treglia等报道将PET/CT与传统影像学结合对ES分期及治疗后再分期很有价值，敏感性96%，特异性92%。

由于ES有显著遗传易感性（90%ES拥有四种特定染色体易位），因此强烈建议病人行细胞遗传学和/或分子生物学检测（可能因此需要再次活检）。活检标本应行细胞遗传学和/或分子生物学分析评估t（11；22）易位。初步报道认为EWS-FLI1易位较其他变异预后更好。与上述观点不同，来自EURO-EWING99及儿童肿瘤组的研究报道认为，运用当前有效治疗后的疗效预后与融合基因亚型无关。除EWS外，在分子学诊断上为了确诊罕见的带有FUS-ERG或FUS-FEV融合基因转录的ES病例，FUS也应作为融合基因检测靶点。

为完善诊断和分期，可进行骨髓活检。血清LDH已被证明是一种具有判断预后意义的肿瘤标志物，本指南将该检验列为ES初步评估手段。患者在接受放化疗前建议至生殖医学科行相关咨询。

— 第四章 —

治疗

第一节　治疗原则

由于 ES 多为化疗高度敏感的肿瘤，因此建议在局部治疗前至少行 9 周的化疗，并在化疗后对肿瘤再次分期。对初诊无转移的局灶病变，再次分期评估包括胸部及原发部位影像检查，可考虑行 PET 扫描或骨扫描检查。而对转移性 ES，除行上述检查外，还需对初次检查过程中所有异常结果做再次评估。若肿瘤对化疗有反应（病情稳定或缓解），则对可切除的局部病灶进行广泛切除，对不可切除的病灶行根治性放疗或继续化疗（根据治疗反应，对转移性疾病可考虑延长初始化疗时间）。

手术切除后需对切缘行病理学评估，对切缘阳性者，术后继续化疗后放疗，或放疗后化疗。化疗时长 28~49 周，具体化疗周期数取决于化疗方案及剂量，此后定期随访。对切缘阴性者，术后继续辅助化疗，此后定期随访。

161

对初始化疗后再评估肿瘤进展者，考虑先对原发病灶行放疗和/或手术治疗，以达到局部控制或姑息治疗目的。此后继续化疗或接受姑息支持治疗。

中医中药对于骨肿瘤的治疗，需要更多临床实践。中医认为骨肿瘤多由虚实夹杂的病机导致，扶正祛邪是治疗骨肿瘤的基本原则。

第二节 随访与监测

病人治疗结束后，需每3个月行原发部位的体检、影像学检查及胸部CT，并同时行血常规及LDH、ALP等实验室检查，可考虑PET扫描或骨扫描进行监测。24个月后体检、胸部CT和局部影像检查的间隔可延长至6个月。5年后延长至每年一次。随访中发现早期或晚期复发者，需再次化疗（对晚期复发病例，可考虑应用前期有效的治疗方案再治疗）和/或放疗。

第三节 治疗方法说明

1 局部控制治疗（手术和放疗）

手术切除及放疗是非转移ES最常用局控法。目前无比较此两种方法的随机研究。

多中心研究显示，治疗非转移性ES时，局控手段的选择（手术、放疗或手术加放疗）未见对OS和PFS

产生显著影响。在CESS86临床试验中，虽然根治性手术和手术联合放疗后的局控率（分别为100%和95%），较单纯适形放疗（86%）更高，但因术后有转移风险，在OS无提高。在INT-0091研究中，单用手术或放疗治疗后局控失败发生率相近（25%），但手术加放疗后的局控失败发生率更低（10.5%）。5年PFS同样在组间无显著差别（手术、放疗、手术加放疗组分别为42%、52%、47%）。其他回顾性分析数据表明手术（加或不加术后放疗）对局限性病变的局控能力优于单纯放疗。1058例CESS81、CESS86及EICESS92临床试验联合分析表明手术（加或不加术后放疗）后局部控制失败率，较单纯适形放疗明显降低（分别为7.5%和26.3%，P=0.001），而术前放疗组的局控率与手术组（5.3%）相当。由儿童肿瘤组开展的的回顾性分析（INT-0091、INT-0154或AEWS0031）表明：适形放疗与手术加放疗相比有更高的局控失败风险，但对远隔部位治疗失败无影响。

适形放疗可作为无法实现手术广泛切除者一种有效疗法。一项针对CESS81/86与EICESS92研究，治疗椎体ES的回顾性分析显示，适形放疗的局控率为22.6%，与其他部位肿瘤接受适形放疗后的水平相当；5年PFS和OS分别为47%和58%。对接受化疗和适形放疗的非转移性ES，肿瘤大小和放疗剂量被证实可以用于预测局控率。

根治性放疗：应在 VAC/IE 化疗方案 12 周或 VIDE 化疗方案 18 周后开始；放射治疗范围和剂量；肿瘤区（GTV）45Gy 照射剂量，临床靶区 1（CTV1）扩大 1~1.5cm，计划靶区 1（PTV1）再扩大 0.5~1cm；锥形下区（CD）覆盖病变骨范围，化疗后软组织区（GTV2）总量 55.8Gy 照射剂量，CTV2 扩大 1~1.5cm，PTV2 再扩大 0.5~1cm；化疗反应（体积缩小）<50% 的肿瘤，考虑增加到总量 59.4Gy 的增强剂量。

术前放疗：拟行边缘切除的肿瘤可考虑术前放疗；放疗范围和剂量：36~45Gy 剂量照射初始 GTV，扩大 2cm。

术后放疗：术后 60 天内开始放疗，可与巩固性化疗同时进行；照射范围和剂量：R0 切除：组织学反应差，即使边界切除充分，仍考虑放疗（GTV2 45Gy 照射剂量，CTV1 扩大 1~1.5cm，PTV1 扩大 0.5~1cm）；R1 切除：GTV2 45Gy 照射剂量，CTV1 扩大 1~1.5cm，PTV1 再扩大 0.5~1cm；R2 切除：GTV2 45Gy 照射剂量，CTV1 扩大 1~1.5cm，PTV1 再扩大 0.5~1cm，继续对残余病灶行 CD 照射，GTV2 总量 55.8Gy 照射剂量，CTV2 扩大 1~1.5cm，PTV2 再扩大 0.5~1cm。

半胸照射：原发于胸壁合并胸膜受累，15~20Gy（1.5Gy/fx），继续对原发病灶行 CD 照射（最终剂量以

切除边缘为基础）

转移病灶治疗：全肺照射后行彻底化疗转移灶切除；14岁以下患者15Gy（1.5 Gy/fx）；14岁以上患者行18Gy；COG研究以年龄在6岁上下进行分层（12Gy vs.15Gy）。

2 化疗

美国和欧洲的单中心及多中心合作临床研究表明，包含异环磷酰胺和/或环磷酰胺、依托泊苷、多柔比星和/或放线菌素D、长春新碱的多药整合化疗对非转移性ES有效。术前新辅助化疗可缩减瘤体，增加完整切除并获镜下阴性边缘的概率。外科切除术后辅助化疗可提高大部分患者的RFS和OS。

IESS-1和IESS-2证明，在病灶局限的、非转移性ES患者，放疗整合VACD方案辅助化疗（长春新碱、放线菌素D、环磷酰胺和多柔比星）比VAC方案（长春新碱、放线菌素D和环磷酰胺）疗效好，5年RFS分别为60%和24%（P<0.001），相应的OS分别为65%和28%（P<0.001），提示阿霉素在ES化疗中有重要作用。

IESS-2研究探索VACD方案给药方式对疗效的影响，214例初治尤文肉瘤患者被随机分为高剂量间歇治疗组（阿霉素75mg/m^2，化疗药物每3周重复）和中剂量连续治疗组（阿霉素 60mg/m²，长春新碱和环磷酰胺为周疗），5 年 RFS 分别为 73% 和 56%（P=0.03），5 年 OS 分别为 77% 和 63%（P=0.05），由此奠定了 ES 多药整合辅助化疗时 3 周疗法的地位。

对初治无转移的 ES 患者，在 VACD 方案的基础上单独加用异环磷酰胺或同时整合依托泊苷可提高疗效。儿童癌症协作组（POG-COG）的研究（INT-0091），398 例非转移性 ES 随机接受共计 17 周期 VACD 或 VACD-IE（VACD-异环磷酰胺+依托泊苷）整合方案化疗。VACD-IE 组的 5 年 EFS 显著高于 VACD 组（分别为 69% 及 54%，P=.005），5 年 OS 也显著提高（分别为 72% 及 61%，P=0.01）。无论局部治疗方式如何，与 VACD 组相比，VACD-IE 组局部复发率更低（分别为 30% 和 11%）。

但对初治即有转移，加用异环磷酰胺/依托泊苷并不能改善预后。INT0091 试验共纳入 120 例转移性患者，VACD-IE 组与 VACD 组的 5 年 EFS 均为 22%，5 年 OS 分别为 34% 和 35%，均无显著区别。Miser 等报道该研究长期随访结果，转移性 ES 8 年 EFS 和 OS 在 VCD-IE 组为 20% 及 29%，而在 VCD 组为 20% 和 32%，亦无明显区别。

VAC-IE 方案中烷化剂剂量的提高不能改善非转移性患者的预后，但缩短化疗间期的方案可改善非转移性患者的预后。一项针对50岁以内非转移性ES（n=568）的随机临床试验，Womer等报道VAC-IE双周方案比3周方案更有效，2组5年EFS分别为73%和65% P=0.048），5年OS分别为83%和77%（P=0.056），且药物毒性无增加。

EICESS-92试验旨在探索在标准危险度（瘤体<100ml）ES患者中环磷酰胺是否与异环磷酰胺有类似疗效，以及在高危患者（瘤体≥100ml或初治即有转移）已使用异环磷酰胺基础上再加用依托泊苷能否提高生存率。标准危险度患者接受4周期VAIA方案（长春新碱、放线菌素D、异环磷酰胺和多柔比星）化疗后被随机分配至VAIA（n=76）或VACA组（长春新碱、放线菌素D、环磷酰胺和多柔比星，n=79）。VACA组和VAIA组的3年EFS分别为73%和74%，说明在此类患者中，环磷酰胺与异环磷酰胺疗效相当，但VACA组血液学毒性明显增加。高危患者被随机分配至VAIA组或EVAIA组（VAIA加依托泊苷），两组3年EFS分别为47%和52%（P=0.12）。但亚组分析表明，加用依托泊苷的非转移性患者EFS风险降低21%（P=0.18），而转移性患者无更多获益（P=0.84）。

为进一步评估环磷酰胺和异环磷酰胺在疗效和安全性上的差异，Euro-EWING99-R1试验纳入856例标准危险度ES，在使用6周期VIDE方案（长春新碱，异环磷酰胺，多柔比星，依托泊苷）和1周期VAI方案（长春新碱，放线菌素D，异环磷酰胺）后，随机分为VAC组和VAI组，两组3年EFS率分别为75.4%和78.2%。发生严重血液学毒性的比例在VAC组略高，但VAI组患者肾小管功能损伤更为显著。

3 大剂量化疗后行干细胞移植

大剂量化疗后行干细胞移植（HDT/SCT）在非转移性及转移性ES患者中均有评估。HDT/SCT在未转移性患者中可提高生存率，但针对转移性患者的研究得出相反结论。

EURO-EWING 99是第一个大型随机临床试验，旨在评估6周期VIDE的多药联合方案，局部治疗（手术和/或放疗），和HDT/SCT在281例初治转移性ES中的疗效。中位随访3.8年后，全部患者3年EFS和OS分别为27%和34%。HDT/SCT后获得完全或部分缓解的患者，其EFS分别为57%和25%。患者年龄、肿瘤体积、疾病进展程度都是相关危险因素。由于非移植组早期偏倚较大（82%未行HDT/SCT的患者在平均1年内死亡），HDT/SCT对预后影响未得出最终结论。

4 治疗步骤

所有ES均采取以下方案治疗：初始诱导化疗，之后接受局部控制治疗（手术和/或放疗），再后继续辅助化疗。

初始治疗包括多药化疗及粒细胞集落刺激因子支持，至少9周。已有转移者据化疗反应适当延长初始诱导化疗周期。VAC/IE（长春新碱、阿霉素和环磷酰胺与异环磷酰胺和依托泊苷交替）是局部ES的首选方案，VAC/IE或VAC（长春新碱、阿霉素和环磷酰胺）是有转移灶患者的首选方案。

初始治疗后应根据病变部位MRI和胸部检查再分期。根据初始诊断时所用影像学技术，PET和/或骨扫描也可以用于再分期。初始治疗后患者维持稳定状态或肿瘤缩小应行局控治疗。

局控治疗方法包括局部切除、适形放疗，甚至截肢。局控方法的选择应个性化，根据肿瘤位置、大小、化疗反应、患者年龄、功能预期来制定。

无论手术切缘如何，建议对所有患者行术后辅助化疗。强烈建议广泛切除后化疗持续时间为28~49周，根据方案和剂量制定具体时间。对切缘阳性或外科边缘非常临近者，建议在化疗基础上增加术后放疗。Denbo等报道在小体积肿瘤（<8cm）及切缘阴性者，未行术后放疗不影响OS。接受辅助放疗患者的15年预计OS为80%，未经辅助放疗者为100%。

初始治疗后如出现肿瘤进展，最好疗法是对原发病灶行放疗和/或手术，之后采取化疗或适当的姑息支持性治疗。

5　复发或难治性疾病

30%~40%ES会出现局部复发和/或远处转移，预后很差。首次复发间隔时间越长，病人生存机会越大。晚期复发（首诊后≥2年）、只有肺部转移、可积极手术切除局部复发和密集化疗是预后良好因素，而有肺部和/或其他部位转移的早期复发（首诊后<2年）、同时出现复发和转移、首诊LDH升高被认为是不良预后因素。一项回顾性分析显示初次复发的部位及间隔时间对成人局限性ES是重要的预后因素。局部复发和远处转移患者的复发后5年预计生存概率分别为50%和13%，晚期复发患者的复发后5年预计生存率明显高于早期复发患者。

有临床试验评估联合异环磷酰胺与依托泊苷（加或不加卡铂）治疗复发或难治性肉瘤患者的效果。在一个Ⅱ期研究中，对儿童及年轻人的复发性ES，用异环磷酰胺及依托泊苷联合治疗在可接受的毒性范围内可获明显疗效。由儿童肿瘤组开展的Ⅰ/Ⅱ期研究表明，复发性或难治性肉瘤患者的总体反应率为51%；1年及2年的总体生存率分别为49%和28%。肿瘤有完全或部分反应患者的OS明显提高。

不以异环磷酰胺为基础的化疗方案在复发性或难治性骨组织肉瘤患者中也显示有效。多西他赛与吉西他滨联合被证实有很好的耐受性，治疗后患有难治性骨组织肉瘤的儿童及年轻人的总体客观反应率为29%；中位反应持续时间为4.8个月，其纳入的2例ES中有1例达到SD。拓扑异构酶I抑制剂（拓扑替康和伊立替康）与环磷酰胺与替莫唑胺整合治疗复发或难治性骨组织肉瘤有可观的反应率。对54例复发或难治性肉瘤患者，环磷酰胺和拓扑替康在44%患者中显示了治疗反应（35%完全反应，9%部分反应）。在中位随访时间23个月之后，26%患者处于持续性缓解期。对患有复发性或进展期ES的回顾性分析中，伊立替康和替莫唑胺治疗后的总体客观反应率为63%。所有可评估患者（20例）的肿瘤进展中位时间（TTP）为8.3个月（复发患者为16.2个月）。与诊断后两年内复发和诊断时即有转移的患者比较，2年以上晚期复发和原发局限性肿瘤患者的中位TTP更好。复发或难治性ES对长春新碱、伊立替康与替莫唑胺整合用药的反应好且耐受性好，总体反应率为68.1%。

复发或难治性患者的疗法包括参加临床试验和化疗（加或不加放疗）。ES有时会出现延迟复发，采用以前有效方案可能有作用。所有复发和转移者均应考虑参加研究新型治疗方法的临床试验。

表 4-4-1 ES 的常用化疗方案

常用化疗方案
一线治疗方案（初始/新辅助/辅助治疗）
VAC/IE（长春新碱、阿霉素联合环磷酰胺或异环磷酰胺联合足叶乙甙）
VAI（长春新碱、阿霉素联合异环磷酰胺）
VIDE（长春新碱、异环磷酰胺、阿霉素联合足叶乙甙）
就诊即存在转移病灶初始治疗
VAdriaC（长春新碱、阿霉素联合环磷酰胺）
VAC/IE
VAI
VIDE
二线治疗方案（复发/难治性或转移）
环磷酰胺联合拓扑替康
伊立替康±替莫唑胺
异环磷酰胺联合足叶乙甙
异环磷酰胺、卡铂、足叶乙甙
多西紫杉醇联合吉西他滨

6 不同部位 ES 的外科手术

6.1 四肢 ES 的外科治疗

6.1.1 外科边界的选择与预后

对肢体 ES，在完成术前新辅助化疗后且可保肢时，应首选切缘阴性的广泛切除或根治性手术。保肢手术指征主要包括：①Enneking 外科分期ⅡA 或ⅡB期；②化疗反应良好；③无主要的血管神经受累、病理性骨折、局部感染和弥漫性皮肤浸润；④能在肿瘤外将肿瘤完整切除，有足够的皮肤和软组织覆盖。⑤保留的肢体经重建后，功能预期要比假肢好。⑥保肢手术的局部复发率不会高于截肢，预期生存率不会低于截肢。⑦患者及其家属均有保留肢体的强烈愿望。

肢体 ES 的 5 年生存率在 50%~75% 之间，高于脊柱及骨盆 ES 的 5 年生存率。ES 恶性程度高，易发生远处转移，尤其是肺，远处转移率为 60% 左右。因此肢体 ES 必须选择切缘阴性的广泛性切除或根治性手术。

M. Sluga 等在 2001 年发表数据显示，无转移的肢体 ES 做切缘阴性的广泛切除后与囊内切除患者的五年 OS 分别为 60.2% 和 40.1%。肢体 ES 的其他回顾性研究显示，切缘阴性的广泛切除或根治术的局部复发率为 10% 左右，而囊内刮除术后局部复发率较高，约为 30%，因此切缘阴性的广泛切除或根治性手术较囊内刮除术可减少肢体 ES 的局部复发率，且五年 OS 亦有所提高。

综上所述，外科边界的满意程度是肢体 ES 预后重要的影响因素之一，外科手术应追求 R0 切除。

6.1.2 复发病例的处理

复发病例是否接受二次手术需据个体情况决定，部分患者可能从中受益。

肢体 ES 局部复发率为 20%~30%，初次手术外科边界的满意程度是最重要的影响因素。局部复发与预后不良密切相关。局部复发患者要根据患者实际情况考虑推荐给予放疗、再次手术或化疗。对复发病灶体积较小、远离重要血管神经、预期可达安全外科边界，应首选再次手术切除，切除后根据手术切缘行辅助放疗或化疗。

6.1.3 截肢和保肢的选择

当肢体ES体积巨大且新辅助化疗效果不佳，肿瘤累及主要血管神经，或复发、放疗等因素造成局部软组织条件不良情况下应选择截肢。

截肢和保肢手术对于ES的生存率、局部复发率无统计学差异，Schrager的数据显示，截肢组63.1% vs. 保肢组71.8%。保肢与截肢患者的生存质量无明显差异，但截肢患者较保肢患者社会适应性更差；保肢患者术后功能有好于截肢患者的趋势，但统计学差异不显著。亦有学者认为保肢患者的功能比截肢患者好。随着影像学和计算机技术的发展，目前对肢体ES的诊断、外科边界已更加精确。

综上所述，肢体ES术式的选择需充分考虑外科边界、新辅助化疗敏感性、肿瘤是否累及主要血管神经、软组织条件等因素，其中，通过安全外科边界达到肿瘤局控，防止复发并在有效辅助治疗帮助下改善预后是外科手术的目的。

6.1.4 肢体 ES 切除后的功能重建

对于接受保肢手术的 ES 患者，在切除肿瘤后应行缺损区域的功能重建，以恢复肢体功能。重建方法选择应根据患者年龄、病变部位等综合因素考虑。重建方式主要有生物学重建、机械性重建以及复合重建。

机械性重建的优点主要包括近期功能好、来源及重建范围不受限等，是较为常用的重建方式，尤其是对骨骼成熟者，对肿瘤切除后的缺损区域可采用机械性重建方法，如关节的缺损可采用关节假体置换的重建方法，骨干缺损则可以采用中段假体置换的重建方法。但机械性重建存在难以避免的松动、断裂和假体周围感染等风险，常致远期肢体功能的下降甚至丧失，随着骨量丢失，翻修手术的难度也会明显升高。羟基磷灰石涂层、多孔钽金属骨小梁、银离子涂层等假体设计有助于改善松动和感染，而 3D 打印假体也在四肢骨不规则切除后重建中显示出其独有的优越性。

常见的生物学重建方法包括自体瘤骨灭活再植、大段异体骨、带血管腓骨移植等，其主要优点在于移植骨愈合后机械并发症较低，可拥有较好的远期肢体功能，并在一定程度上避免翻修手术，但近期肢体功能较差、移植骨不愈合、疲劳骨折等风险也始终存在。复合型重建采用人工关节假体和自体或异体骨联合方式，希望可以以机械重建获得较好的近期肢体功能，而在远期通过移植骨的愈合来降低远期机械并发症。

6.2 脊柱 ES 的外科治疗

6.2.1 新辅助化疗有利于提高 OS 和手术方式的制定

原发脊柱占所有 ES 的 3.5%~10%。平均发病年龄为 13 岁，通常源于单一脊椎（61%），胸腰椎占绝大多数（91%）。脊柱 ES 单纯手术或放疗的 5 年 OS 为 5%~20%。多药整合化疗结合手术或放疗使脊柱 ES 的 5 年 OS 提高至 41%~80%，局控率达 50%~80%。Oberlin 等报道一组 67 例患者，化疗对 ES 有效率为 61%。

新辅助化疗的益处包括三个方面：①对化疗敏感的脊柱 ES 的软组织包块能够很快缩小，脊髓的受压能够很快减轻，并使得部分原先不能切除的肿瘤变得可以切除。Vogin 等报道了一组脊柱 ES 病例，实行新辅助化疗组的患者 37% 获得了 R0 切除，而未行新辅助化疗直接行椎板减压组无一例获得 R0 切除；②系统化疗可消灭循环肿瘤细胞和微转移灶；③肿瘤对化疗的敏感性利于制定术后化疗方案。对脊髓神经功能稳定的患者，活检确诊后即开始新辅助化疗，对确诊时脊髓功能已受损害的患者，在行椎管减压后开始化疗。

6.2.2 术前动脉栓塞有利于手术的安全进行

动脉栓塞逐渐成为原发和继发脊柱肿瘤治疗有效

和安全的辅助措施。术前栓塞可有效减少肿瘤血供，使瘤体缩小，术中出血减少，改善总体预后。脊柱 ES 的出血倾向虽不如肾癌、甲状腺癌等转移瘤，但仍推荐患者接受术前栓塞治疗。

6.2.3 就诊时有脊髓功能损害需紧急进行椎管减压手术

脊柱 ES 虽然初始瘤体不大（平均 60ml），但由于肿瘤向椎管内生长导致脊髓或马尾症状，需行紧急椎管减压手术（全椎板切除减压或前方减压）。Vogin 等报道了 75 例脊柱 ES，57 例（79%）患者在就诊时表现为神经受压的症状，69% 行减压手术。Marco 等报道 13 例脊柱 ES 患者有 10 例行椎板切除减压术。Indelicato 等报道 27 例脊柱 ES 中 6 例行紧急椎板切除减压。Sharafuddin 等报道的 7 例脊柱 ES 有 4 例行椎板切除减压，1 例行前方减压。椎管减压后超过三分之二患者神经功能可以恢复。

6.2.4 切缘阴性的整块切除为无转移脊柱 ES 局部治疗的首选方法

与瘤内切除或单纯放疗相比，整块切除局部复发风险低，并可能提高长期生存率。Boriani 等报道 27 例脊柱 ES，OS 为 40.7%，而 6 例行整块切除且切缘阴性患者中 5 例长期无瘤生存，OS 为 83.3%。Ulf 等报道 7 例行整块切除的脊柱 ES，5 例达到广泛切除，1 例边缘切除，1例瘤内切除，随访10~96月，5例无瘤生存，1例由于其他疾病死亡，1例带瘤生存。李晓等报道整块切除可降低局部复发率，7例中1例复发，2例出现肺转移。分块切除20例，局部复发8例。但脊柱肿瘤整块切除技术要求高，容易出现大的并发症，死亡率可达7.7%（0~7.7%），最常见死亡原因为呼吸衰竭，术后并发症发生率为10%~30%，主要包括血管神经损伤、伤口预后不良、感染和内固定失败等，故采取整块切除应根据肿瘤的分期和患者的状况在专业的骨肿瘤中心进行。

6.2.5　脊柱ES是否采用瘤内切除尚存在争议

瘤内切除相对于整块切除技术要求低，对脊柱稳定性影响小，多数医生可以实施，术后患者的局部症状可很快部分缓解。但由于局部仍有肿瘤残留，局部复发率较整块切除高，术后需要进行辅助放疗。瘤内切除或边缘切除后辅助放疗是否比单纯根治性放疗更使患者获益尚存在争议。Vogin等报道一组脊柱ES病例，56例行手术切除，其中R0切除11例，R1切除8例，R2切除37例，术后50例行辅助放疗，与19例单纯行根治性放疗患者相比，前者局部控制率为83%，后者为74%，两者无统计学差异。Schuck等观察了111例脊柱尤文肉瘤，单纯放疗组75例局部控制率为77.4%，手术结合放疗组32例局部控制率为81.3%，两组之间无统计学差异，47例患者出现放疗相关的急性并发症。Indelicato等报道了一组27例脊柱ES，其中5例在确诊时已有转移。单纯放疗21例，手术结合放疗6例，单纯放疗组平均放疗剂量为55Gy。肿瘤局控率在单纯放疗组为84%，手术结合放疗组为100%，两组之间无统计学差异。5年OS分别为50%和80%，PFS分别为35%和69%，两组均无统计学差异。10例患者（37%）出现严重并发症，其中3例与放疗相关，包括食道狭窄、顽固性恶性呕吐和膀胱肥大导致的双肾积水。Boriani等报道27例脊柱ES，其中瘤内切除并辅以放疗的11例患者均死亡，而单纯放疗的9例中5例存活。但术后放疗与单纯放疗相比，由于瘤内切除后局部只有少量肿瘤残留，所需的放疗剂量低，低剂量的放疗也降低了放疗相关的肉瘤变和放射性脊髓病的风险。

6.2.6　放疗在脊柱ES局部治疗中具有重要作用，瘤内切除或单纯椎板减压术后需行辅助放疗

ES对放疗相对敏感，长期以来放疗在ES局控中占重要地位，单纯放疗所需剂量为55~60Gy，超过了脊髓的耐受剂量，易于引起放射性脊髓病。另外放疗可以导致脊柱畸形、软组织纤维化、挛缩和继发恶性肿瘤的发生风险。多数学者对于肿瘤较大，侵及范围较广，无法手术的倾向于单纯放疗。放疗的范围为包

括病变脊椎和其上下各一个脊椎。Marco 等报道 13 例单纯局部放疗的治疗结果：放疗剂量为 30~66Gy，平均 48Gy，5 年无瘤生存率为 49%，局控率为 77%。瘤内切除或单纯椎板减压术后由于局部有肿瘤残留，需行术后辅助放疗，放疗剂量一般低于 45Gy，以降低放疗相关脊髓病的发生，也可降低放疗相关肉瘤发生的风险。放疗后局部复发的原因在于在放疗区域内有活的肿瘤细胞残存。Tellers 等通过尸解在化疗整合放疗的 20 例患者中 13 例发现肿瘤残留。

6.2.7　椎板切除减压或整块切除术后需行脊柱稳定性重建

单纯椎板减压后易于发生远期脊柱的畸形和神经系统的并发症，Vogin 报道一组脊柱 ES，在存活超过 5 年的患者中神经和脊柱畸形的并发症发生率分别为 32% 和 73%，而在儿童患者，脊柱畸形的发生率可达 95%~100%。最常见的脊柱畸形为椎板减压后的后凸畸形，其发生率为 40%~75%。单纯放疗可以导致椎体前方或一侧的楔形变，随后发生脊柱的侧弯或后凸畸形，其发生率为 10%~100%。脊柱尤文肉瘤行椎板减压后的患者一般需行辅助放疗，在已经行椎板减压的患者再行放疗可导致严重的脊柱畸形。故在行单纯椎板切除减压后需行脊柱稳定手术，如椎板成型术或后外侧融合术并辅以外固定以预防脊柱畸形的发生，行全脊椎整块切除的患者则应进行包括前柱在内的360°稳定性重建。

6.3 骨盆/骶骨ES的外科治疗

6.3.1 外科边缘

建议采用UICC手术切缘（"R"切缘），因为多数病人需考虑术后放疗。对于骨盆/骶骨的ES病例，在化疗和/或放疗的基础上，为使患者获得更高的局控率以及更好预后，首选外科初始治疗方案均为切缘阴性（R0切除）的广泛切除，尽量避免囊内切除。

国际抗癌联盟手术切缘定义为：手术切缘镜下观察，R0为无微小病灶残留，R1为微小病灶残留，R2为肉眼可见病灶残留。经多学科综合治疗（MDT），骨盆/骶骨ES的5年OS在45%~75%之间，而四肢ES患者的5年PFS、OS以及局控率分别为：24.1%，43.5%~64%，以及55%。骨盆/骶骨ES患者的预后差，对于骨盆/骶骨ES，无论病理分级如何，外科手术都首选切缘阴性的广泛切除。满意的外科边界可能能够降低局部复发的风险。Hoffmann，C等人报道的大样本对照研究长达13年的随访结果显示，接受外科手术的骨盆/骶骨ES，广泛切除使无转移的入组治疗患者PFS达到60%，边缘切除与囊内切除为52%；广泛切除使无转移的随访患者其PFS达到37%，而边缘切除与囊内切除为0。尽量避免囊内切除，因为此种手术与单纯放疗相比并无获益。非常接近肿瘤的骨盆/骶骨尤文肉瘤 R0 边缘，也建议采用术后放疗。由于骨盆/骶骨的 ES 来源特性、解剖部位、放化疗敏感性等特征，NCCN 推荐的广泛切除的概念即为 R0 切除。

局部治疗中手术切除是最佳方法；外科手术边界不足时应予以术后放疗；术后组织学反应不良时应考虑放疗（与放疗医生讨论）。

如可能，切缘阴性的广泛切除是局部的最佳选择，局部放疗也是对局限性病变的局控方法，但是目前尚无比较此两种方法的随机研究。合作性研究小组的 ES 局控方式的对比研究发现，局部控制手段（手术、放疗或手术加放疗）未对 OS 以及 PFS 产生十分显著影响。在 CESS86 临床试验中，虽然积极手术和切除再加放疗后的局部控制率（分别为 100% 和 95%）较适形放疗（86%）更高，但因外科手术后发生转移的风险更高，在无复发生存率或总体生存率方面没有显著提高。在 INT-0091 研究中，患者单用手术或放疗治疗后局部控制失败的发生率相近（25%），但手术加放疗后的局部控制失败的发生率更低（10.5%）。5 年 PFS 同样在组间无显著差别（手术、放疗、手术加放疗组分别为 42%、52%、47%）。其他回顾性分析的数据表明手术（加或不加术后放疗）对于局限性病变的局控能力优于单纯放疗。1058 例 CESS81、CESS86 及

EICESS92临床试验联合分析表明手术（加或不加术后放疗）后局部控制失败率，较适形放疗明显降低（分别为7.5%和26.3%，P=0.001），而术前放疗组的局部控制率与手术组（5.3%）相当。由儿童肿瘤组开展的对于序贯性研究（INT－0091、INT－0154或AEWS0031）的回顾性分析表明：适形放疗与手术加放疗相比有更高的局部控制失败风险，但对远隔部位治疗失败无影响。然而，对手术边界不足的患者，术后应当给予局部放疗，以期提高局控率。当术后标本的组织学应答不良（即肿瘤细胞存活率>10%）时应与放疗科专业医生讨论是否予以术后放疗。

6.3.2 复发、转移病例的处理

建议对骨复发或转移病灶进行手术治疗或放疗。

ES较易复发，单纯局部病灶患者复发率为30%~40%，存在原发转移及播散的患者复发率为60%~80%。对复发患者，目前发现唯一的预后因素是复发时间：初始诊断2年后复发者预后较好（P < 0.0001）。而且，局部复发患者的5年OS为13%~30%，优于全身复发患者。对复发性骨病灶，建议行手术切除和（或）放疗，部分患者可从中获益。20%~25%患者在诊断时已有转移（10%：肺；10%：骨/骨髓；5%：上述两种部位或其他），单纯肺转移预后优于骨转移患者以及同时肺转移、骨转移的患者，5年PFS分别为：

29%、19%和8%（P <0.001）。对单纯骨转移者建议行外科手术切除和（或）放疗，对肺转移患者进行全肺放疗可能会提高生存率。

6.3.3 骨盆重建手术

术中条件允许应行恢复肢体功能的骨盆重建。

骨盆功能是传导躯体的重量和参与构成髋关节。如在肿瘤切除后，股骨—骶骨之间的骨连续性和髋关节的结构不完整，则需重建。对Ⅲ型或骶髂关节稳定性未受到影响 的Ⅰ型切除，通常不需要重建。对于骶髂关节的稳定性受到影响的Ⅰ型或 Ⅰ + Ⅳ型切除，需要重建，恢复骨盆环的连续性。骨盆恶性肿瘤切除后的功能重建是骨肿瘤医生的一大挑战，重建方法包括人工假体和骨水泥、马鞍式假体、病灶骨灭活或者辐照再植、近端股骨自体骨移植、同种异体骨移植以及带血管蒂的腓骨瓣移植等，国内王臻教授团队也提出了儿童及青少年ES"髋臼挽救"的概念。同种异体移植骨重建方法的优点在于能够重建复杂的骨盆骨结构，但是文献报道注意此种方法的并发症，如：感染、异体骨吸收等发生率较高。文献报道可调式人工半骨盆假体的术后功能及并发症发生率均优于马鞍式假体。

6.3.4 截肢手术的选择

当体积巨大的骨盆软骨肉瘤累及主要血管神经，

或复发、放疗等因素造成局部软组织条件不良的情况下应选择截肢。

局部控制可通过保肢或截肢来实现。对部分病例而言，截肢可能是达到这一目标的最佳选择。但是，能够合理保全功能，应选择保肢手术。保留髋臼患者MSTS评分高于髋臼切除的骨盆ESMSTS评分。截肢和保肢手术获得满意的外科边界的比例无统计学差异。

6.3.5 切除技术与重建技术

建议采用数字导航技术以及数字化骨科技术（3D打印模型与假体、3D打印截骨导板）。

骨盆肿瘤导航手术便于骨盆区域深部骨性结构和肿瘤的观察，可以做到内植物的精确放置，减少并发症，避免因反复透视增加辐射危害。计算机导航侧重于术中影像学辅助肿瘤定位，引导切除肿瘤和骨盆截骨。计算机导航辅助肿瘤切除和个体化定制髋臼假体重建能够满足髋臼肿瘤精确切除和重建的要求，肿瘤切除彻底、髋臼重建满意、并发症发生率低、近期效果良好，是外科治疗恶性髋臼肿瘤的一种有效方法。3D打印手术导板很好地适应了骨肿瘤手术个体化要求，可在术中实现术前设计，不同3D打印技术制备的手术导板各有优势，需根据具体手术方式选择。

6.3.6 腰骶稳定

建议对骶髂关系不稳的进行稳定性重建。

国内郭卫教授团队报道了新的骶骨恶性肿瘤的外科分区系统，对低位骶骨（骶2、3间盘以下）的恶性肿瘤，外科切除后无须重建。高位骶骨（骶2、3间盘以上）恶性肿瘤切除后需重建骶髂关节连续性。也有其他研究支持这一结论。

第五章

康复

对接受局部手术切除、重建的患者，康复目的是逐渐恢复肢体的功能，早日重返社会。功能恢复的程度也是因人而异，这和术中肌肉的保留情况密切相关。锻炼的内容涉及肌肉力量，以及关节活动。锻炼过程也是循序渐进的，从被动活动到主动的关节活动。对下肢，需要经历从卧床锻炼，到床边锻炼，到下床锻炼的过程。按照时间，可分为康复早期（术后第1~2周），康复中期（术后第3~6周），康复后期（术后第7起）。在康复早期，要达到的目的是拔除引流管，切口尽快愈合。进行肌肉等长收缩，锻炼的肌肉力量，防止关节僵直。康复中期，由于肌腱或韧带逐渐愈合，可是适当增大关节活动。遵循的原则就是循序渐进，由被动变为主动，活动范围由小到大。康复后期，主要是逐渐进行主动练习，增加肌肉的力量。在整个康复过程中，都需要和主治医生进行沟通交流，达到最佳的效果。

参考文献

[1] DELATTRE O，ZUCMAN J，MELOT T，et al. The Ewing family of tumors--a subgroup of small-round-cell tumors defined by specific chimeric transcripts [J]. N Engl J Med，1994，331 (5)：294-9.

[2] DENNY C T. Gene rearrangements in Ewing's sarcoma [J]. Cancer investigation，1996，14 (1)：83-8.

[3] SHING D C，MCMULLAN D J，ROBERTS P，et al. FUS/ERG gene fusions in Ewing's tumors [J]. Cancer Res，2003，63 (15)：4568-76.

[4] NG T L，O'SULLIVAN M J，PALLEN C J，et al. Ewing sarcoma with novel translocation t (2；16) producing an in-frame fusion of FUS and FEV [J]. The Journal of molecular diagnostics：JMD，2007，9 (4)：459-63.

[5] AMBROS I M，AMBROS P F，STREHL S，et al. MIC2 is a specific marker for Ewing's sarcoma and peripheral primitive neuroectodermal tumors. Evidence for a common histogenesis of Ewing's sarcoma and peripheral primitive neuroectodermal tumors from MIC2 expression and specific chromosome aberration [J]. Cancer，1991，67 (7)：1886-93.

[6] PERLMAN E J，DICKMAN P S，ASKIN F B，et al. Ewing's sarcoma--routine diagnostic utilization of MIC2 analysis：a Pediatric Oncology Group / Children's Cancer Group Intergroup Study [J]. Human pathology，1994，25 (3)：304-7.

[7] OLSEN S H，THOMAS D G，LUCAS D R. Cluster analysis of immunohistochemical profiles in synovial sarcoma，malignant peripheral nerve sheath tumor，and Ewing sarcoma [J]. Modern pathology：an official journal of the United States and Canadian Academy of Pathology，Inc，2006，19 (5)：659-68.

[8] BERNSTEIN M, KOVAR H, PAULUSSEN M, et al. Ewing's sarcoma family of tumors: current management [J]. Oncologist, 2006, 11 (5): 503-19.

[9] GLAUBIGER D L, MAKUCH R, SCHWARZ J, et al. Determination of prognostic factors and their influence on therapeutic results in patients with Ewing's sarcoma [J]. Cancer, 1980, 45 (8): 2213-9.

[10] AHRENS S, HOFFMANN C, JABAR S, et al. Evaluation of prognostic factors in a tumor volume–adapted treatment strategy for localized Ewing sarcoma of bone: the CESS 86 experience. Cooperative Ewing Sarcoma Study [J]. Medical and pediatric oncology, 1999, 32 (3): 186-95.

[11] GöBEL V, JüRGENS H, ETSPüLER G, et al. Prognostic significance of tumor volume in localized Ewing's sarcoma of bone in children and adolescents [J]. Journal of cancer research and clinical oncology, 1987, 113 (2): 187-91.

[12] BACCI G, LONGHI A, FERRARI S, et al. Prognostic factors in non-metastatic Ewing's sarcoma tumor of bone: an analysis of 579 patients treated at a single institution with adjuvant or neoadjuvant chemotherapy between 1972 and 1998 [J]. Acta oncologica (Stockholm, Sweden), 2006, 45 (4): 469-75.

[13] RODRíGUEZ-GALINDO C, LIU T, KRASIN M J, et al. Analysis of prognostic factors in ewing sarcoma family of tumors: Review of St. Jude Children's Research Hospital studies [J]. Cancer, 2007, 110 (2): 375-84.

[14] BACCI G, BORIANI S, BALLADELLI A, et al. Treatment of nonmetastatic Ewing's sarcoma family tumors of the spine and sacrum: the experience from a single institution [J]. Eur Spine J, 2009, 18 (8): 1091-5.

[15] COTTERILL S J, AHRENS S, PAULUSSEN M, et al. Prognostic factors in Ewing's tumor of bone: analysis of 975 pa-

tients from the European Intergroup Cooperative Ewing's Sarcoma Study Group [J]. Journal of clinical oncology: official journal of the American Society of Clinical Oncology, 2000, 18 (17): 3108-14.

[16] CANGIR A, VIETTI T J, GEHAN E A, et al. Ewing's sarcoma metastatic at diagnosis. Results and comparisons of two intergroup Ewing's sarcoma studies [J]. Cancer, 1990, 66 (5): 887-93.

[17] PAULINO A C, MAI W Y, TEH B S. Radiotherapy in metastatic ewing sarcoma [J]. Am J Clin Oncol, 2013, 36 (3): 283-6.

[18] OBERLIN O, DELEY M C, BUI B N, et al. Prognostic factors in localized Ewing's tumours and peripheral neuroectodermal tumours: the third study of the French Society of Paediatric Oncology (EW88 study) [J]. Br J Cancer, 2001, 85 (11): 1646-54.

[19] PAULUSSEN M, AHRENS S, DUNST J, et al. Localized Ewing tumor of bone: final results of the cooperative Ewing's Sarcoma Study CESS 86 [J]. Journal of clinical oncology: official journal of the American Society of Clinical Oncology, 2001, 19 (6): 1818-29.

[20] KISSANE J M, ASKIN F B, FOULKES M, et al. Ewing's sarcoma of bone: clinicopathologic aspects of 303 cases from the Intergroup Ewing's Sarcoma Study [J]. Human pathology, 1983, 14 (9): 773-9.

[21] GUPTA A A, PAPPO A, SAUNDERS N, et al. Clinical outcome of children and adults with localized Ewing sarcoma: impact of chemotherapy dose and timing of local therapy [J]. Cancer, 2010, 116 (13): 3189-94.

[22] LEE J, HOANG B H, ZIOGAS A, et al. Analysis of prognostic factors in Ewing sarcoma using a population-based cancer

registry [J]. Cancer, 2010, 116 (8): 1964-73.

[23] THE WHO CLASSIFICATION OF TUMOURS EDITORIAL BOARD. WHO Classifcation of Soft Tissue and Bone Tumours [C]. 5th Edition ed. 2020: Lyon (France): IARC.

[24] JUDITH BOVÉE, E. A. Bone Tumor Pathology, An Issue of Surgical Pathology Clinics [J]. Elsevier. 2017, 10 (3).

[25] K. Krishnan Unni, C.Y.I., Dahlin's Bone Tumor. 6th Edition ed. 2010: Philadelphia (USA).Wolters Kluwer.

[26] GRUNEWALD, T, CIDRE-ARANAZ F, SURDEZ D, et al., Ewing sarcoma [J]. Nat Rev Dis Primers, 2018, 4 (1): 5.

[27] GALLEGOS Z R, TAUS P, GIBBS Z A, et al. EWSR1-FLI1 Activation of the Cancer/Testis Antigen FATE1 Promotes Ewing Sarcoma Survival [J]. Molecular and cellular biology, 2019, 39 (14): e00138-19.

[28] KINNAMAN M D, ZHU C, WEISER D A, et al. Survey of Paediatric Oncologists and Pathologists regarding Their Views and Experiences with Variant Translocations in Ewing and Ewing-Like Sarcoma: A Report of the Children's Oncology Group [J]. Sarcoma, 2020, 2020: 3498549.

[29] MACHADO I, YOSHIDA A, MORALES M G N, et al. Review with novel markers facilitates precise categorization of 41 cases of diagnostically challenging, "undifferentiated small round cell tumors". A clinicopathologic, immunophenotypic and molecular analysis [J]. Ann Diagn Pathol, 2018, 34: 1-12.

[30] SBARAGLIA M, RIGHI A, GAMBAROTTI M, et al. Ewing sarcoma and Ewing-like tumors [J]. Virchows Archiv: an international journal of pathology, 2020, 476 (1): 109-19.

[31] TREGLIA G, SALSANO M, STEFANELLI A, et al. Diagnostic accuracy of 18F-FDG-PET and PET/CT in patients with Ew-

ing sarcoma family tumours: a systematic review and a meta-analysis [J]. Skeletal Radiology, 2012, 41 (3): 249-56.

[32] AVIGAD S, COHEN I J, ZILBERSTEIN J, et al. The predictive potential of molecular detection in the nonmetastatic Ewing family of tumors [J]. Cancer, 2004, 100 (5): 1053-8.

[33] DE ALAVA E, KAWAI A, HEALEY J H, et al. EWS-FLI1 fusion transcript structure is an independent determinant of prognosis in Ewing's sarcoma [J]. Journal of clinical oncology: official journal of the American Society of Clinical Oncology, 1998, 16 (4): 1248-55.

[34] ZOUBEK A, DOCKHORN-DWORNICZAK B, DELATTRE O, et al. Does expression of different EWS chimeric transcripts define clinically distinct risk groups of Ewing tumor patients? [J]. Journal of clinical oncology: official journal of the American Society of Clinical Oncology, 1996, 14 (4): 1245-51.

[35] LE DELEY M C, DELATTRE O, SCHAEFER K L, et al. Impact of EWS-ETS fusion type on disease progression in Ewing's sarcoma/peripheral primitive neuroectodermal tumor: prospective results from the cooperative Euro-E.W.I.N.G. 99 trial [J]. Journal of clinical oncology: official journal of the American Society of Clinical Oncology, 2010, 28 (12): 1982-8.

[36] VAN DOORNINCK J A, JI L, SCHAUB B, et al. Current treatment protocols have eliminated the prognostic advantage of type 1 fusions in Ewing sarcoma: a report from the Children's Oncology Group [J]. Journal of clinical oncology: official journal of the American Society of Clinical Oncology, 2010, 28 (12): 1989-94.

[37] DUNST J, JüRGENS H, SAUER R, et al. Radiation therapy in Ewing's sarcoma: an update of the CESS 86 trial [J]. Int J Radiat Oncol Biol Phys, 1995, 32 (4): 919-30.

[38] YOCK T I, KRAILO M, FRYER C J, et al. Local control in

pelvic Ewing sarcoma: analysis from INT-0091--a report from
the Children's Oncology Group [J]. Journal of clinical oncology:
official journal of the American Society of Clinical Oncology,
2006, 24（24）: 3838-43.

[39] SCHUCK A, AHRENS S, PAULUSSEN M, et al. Local ther-
apy in localized Ewing tumors: results of 1058 patients treated
in the CESS 81, CESS 86, and EICESS 92 trials [J]. Int J Ra-
diat Oncol Biol Phys, 2003, 55（1）: 168-77.

[40] KRASIN M J, DAVIDOFF A M, RODRIGUEZ-GALINDO C,
et al. Definitive surgery and multiagent systemic therapy for pa-
tients with localized Ewing sarcoma family of tumors: local out-
come and prognostic factors [J]. Cancer, 2005, 104（2）:
367-73.

[41] SCHUCK A, AHRENS S, VON SCHORLEMER I, et al. Ra-
diotherapy in Ewing tumors of the vertebrae: treatment results
and local relapse analysis of the CESS 81/86 and EICESS 92 tri-
als [J]. Int J Radiat Oncol Biol Phys, 2005, 63（5）: 1562-7.

[42] KRASIN M J, RODRIGUEZ-GALINDO C, BILLUPS C A,
et al. Definitive irradiation in multidisciplinary management of
localized Ewing sarcoma family of tumors in pediatric patients:
outcome and prognostic factors [J]. Int J Radiat Oncol Biol
Phys, 2004, 60（3）: 830-8.

[43] PAULINO A C, NGUYEN T X, MAI W Y, et al. Dose re-
sponse and local control using radiotherapy in non-metastatic
Ewing sarcoma [J]. Pediatric blood & cancer, 2007, 49（2）:
145-8.

[44] GRIER H E, KRAILO M D, TARBELL N J, et al. Addition
of ifosfamide and etoposide to standard chemotherapy for Ew-
ing's sarcoma and primitive neuroectodermal tumor of bone [J].
N Engl J Med, 2003, 348（8）: 694-701.

[45] NESBIT M E, JR., GEHAN E A, BURGERT E O, JR., et

al. Multimodal therapy for the management of primary, nonmetastatic Ewing's sarcoma of bone: a long-term follow-up of the First Intergroup study [J]. Journal of clinical oncology: official journal of the American Society of Clinical Oncology, 1990, 8 (10): 1664-74.

[46] SHAMBERGER R C, LAQUAGLIA M P, GEBHARDT M C, et al. Ewing sarcoma / primitive neuroectodermal tumor of the chest wall: impact of initial versus delayed resection on tumor margins, survival, and use of radiation therapy [J]. Annals of surgery, 2003, 238 (4): 563-7; discussion 7-8.

[47] BURGERT E O, JR., NESBIT M E, GARNSEY L A, et al. Multimodal therapy for the management of nonpelvic, localized Ewing's sarcoma of bone: intergroup study IESS-II [J]. Journal of clinical oncology: official journal of the American Society of Clinical Oncology, 1990, 8 (9): 1514-24.

[48] KOLB E A, KUSHNER B H, GORLICK R, et al. Long-term event-free survival after intensive chemotherapy for Ewing's family of tumors in children and young adults [J]. Journal of clinical oncology: official journal of the American Society of Clinical Oncology, 2003, 21 (18): 3423-30.

[49] ROSITO P, MANCINI A F, RONDELLI R, et al. Italian Cooperative Study for the treatment of children and young adults with localized Ewing sarcoma of bone: a preliminary report of 6 years of experience [J]. Cancer, 1999, 86 (3): 421-8.

[50] WEXLER L H, DELANEY T F, TSOKOS M, et al. Ifosfamide and etoposide plus vincristine, doxorubicin, and cyclophosphamide for newly diagnosed Ewing's sarcoma family of tumors [J]. Cancer, 1996, 78 (4): 901-11.

[51] BACCI G, PICCI P, FERRARI S, et al. Neoadjuvant chemotherapy for Ewing's sarcoma of bone: no benefit observed after adding ifosfamide and etoposide to vincristine, actinomycin,

cyclophosphamide, and doxorubicin in the maintenance phase--results of two sequential studies [J]. Cancer, 1998, 82 (6): 1174-83.

[52] OBERLIN O, HABRAND J L, ZUCKER J M, et al. No benefit of ifosfamide in Ewing's sarcoma: a nonrandomized study of the French Society of Pediatric Oncology [J]. Journal of clinical oncology: official journal of the American Society of Clinical Oncology, 1992, 10 (9): 1407-12.

[53] MISER J S, KRAILO M D, TARBELL N J, et al. Treatment of metastatic Ewing's sarcoma or primitive neuroectodermal tumor of bone: evaluation of combination ifosfamide and etoposide--a Children's Cancer Group and Pediatric Oncology Group study [J]. Journal of clinical oncology: official journal of the American Society of Clinical Oncology, 2004, 22 (14): 2873-6.

[54] GRANOWETTER L, WOMER R, DEVIDAS M, et al. Dose-intensified compared with standard chemotherapy for nonmetastatic Ewing sarcoma family of tumors: a Children's Oncology Group Study [J]. Journal of clinical oncology: official journal of the American Society of Clinical Oncology, 2009, 27 (15): 2536-41.

[55] WOMER R B, WEST D C, KRAILO M D, et al. Randomized controlled trial of interval-compressed chemotherapy for the treatment of localized Ewing sarcoma: a report from the Children's Oncology Group [J]. Journal of clinical oncology: official journal of the American Society of Clinical Oncology, 2012, 30 (33): 4148-54.

[56] PAULUSSEN M, CRAFT A W, LEWIS I, et al. Results of the EICESS-92 Study: two randomized trials of Ewing's sarcoma treatment--cyclophosphamide compared with ifosfamide in standard-risk patients and assessment of benefit of etoposide

added to standard treatment in high-risk patients [J]. Journal of clinical oncology: official journal of the American Society of Clinical Oncology, 2008, 26 (27): 4385-93.

[57] LE DELEY M C, PAULUSSEN M, LEWIS I, et al. Cyclo-phosphamide compared with ifosfamide in consolidation treatment of standard-risk Ewing sarcoma: results of the randomized noninferiority Euro-EWING99-R1 trial [J]. Journal of clinical oncology: official journal of the American Society of Clinical Oncology, 2014, 32 (23): 2440-8.

[58] FERRARI S, SUNDBY HALL K, LUKSCH R, et al. Nonmetastatic Ewing family tumors: high-dose chemotherapy with stem cell rescue in poor responder patients. Results of the Italian Sarcoma Group/Scandinavian Sarcoma Group III protocol [J]. Ann Oncol, 2011, 22 (5): 1221-7.

[59] GASPAR N, REY A, BéRARD P M, et al. Risk adapted chemotherapy for localised Ewing's sarcoma of bone: the French EW93 study [J]. Eur J Cancer, 2012, 48 (9): 1376-85.

[60] KUSHNER B H, MEYERS P A. How effective is dose-intensive/myeloablative therapy against Ewing's sarcoma/primitive neuroectodermal tumor metastatic to bone or bone marrow? The Memorial Sloan-Kettering experience and a literature review [J]. Journal of clinical oncology: official journal of the American Society of Clinical Oncology, 2001, 19 (3): 870-80.

[61] JUERGENS C, WESTON C, LEWIS I, et al. Safety assessment of intensive induction with vincristine, ifosfamide, doxorubicin, and etoposide (VIDE) in the treatment of Ewing tumors in the EURO-E.W.I.N.G. 99 clinical trial [J]. Pediatric blood & cancer, 2006, 47 (1): 22-9.

[62] BURDACH S, THIEL U, SCHöNIGER M, et al. Total body MRI-governed involved compartment irradiation combined with high-dose chemotherapy and stem cell rescue improves long-

term survival in Ewing tumor patients with multiple primary bone metastases [J]. Bone marrow transplantation, 2010, 45 (3): 483-9.

[63] LADENSTEIN R, PöTSCHGER U, LE DELEY M C, et al. Primary disseminated multifocal Ewing sarcoma: results of the Euro-EWING 99 trial [J]. Journal of clinical oncology: official journal of the American Society of Clinical Oncology, 2010, 28 (20): 3284-91.

[64] OBERLIN O, REY A, DESFACHELLES A S, et al. Impact of high-dose busulfan plus melphalan as consolidation in metastatic Ewing tumors: a study by the Société Française des Cancers de l'Enfant [J]. Journal of clinical oncology: official journal of the American Society of Clinical Oncology, 2006, 24 (24): 3997-4002.

[65] ROSENTHAL J, BOLOTIN E, SHAKHNOVITS M, et al. High-dose therapy with hematopoietic stem cell rescue in patients with poor prognosis Ewing family tumors [J]. Bone marrow transplantation, 2008, 42 (5): 311-8.

[66] HAEUSLER J, RANFT A, BOELLING T, et al. The value of local treatment in patients with primary, disseminated, multifocal Ewing sarcoma (PDMES) [J]. Cancer, 2010, 116 (2): 443-50.

[67] DENBO J W, SHANNON ORR W, WU Y, et al. Timing of surgery and the role of adjuvant radiotherapy in ewing sarcoma of the chest wall: a single-institution experience [J]. Ann Surg Oncol, 2012, 19 (12): 3809-15.

[68] BACCI G, FORNI C, LONGHI A, et al. Long-term outcome for patients with non-metastatic Ewing's sarcoma treated with adjuvant and neoadjuvant chemotherapies. 402 patients treated at Rizzoli between 1972 and 1992 [J]. Eur J Cancer, 2004, 40 (1): 73-83.

[69] BACCI G, FERRARI S, LONGHI A, et al. Therapy and sur-
vival after recurrence of Ewing's tumors: the Rizzoli experi-
ence in 195 patients treated with adjuvant and neoadjuvant che-
motherapy from 1979 to 1997 [J]. Ann Oncol, 2003, 14
(11): 1654-9.

[70] LEAVEY P J, MASCARENHAS L, MARINA N, et al. Prog-
nostic factors for patients with Ewing sarcoma (EWS) at first
recurrence following multi-modality therapy: A report from the
Children's Oncology Group [J]. Pediatric blood & cancer,
2008, 51 (3): 334-8.

[71] RODRIGUEZ-GALINDO C, BILLUPS C A, KUN L E, et al.
Survival after recurrence of Ewing tumors: the St Jude Chil-
dren's Research Hospital experience, 1979-1999 [J]. Cancer,
2002, 94 (2): 561-9.

[72] ROBINSON S I, AHMED S K, OKUNO S H, et al. Clinical
outcomes of adult patients with relapsed Ewing sarcoma: a 30-
year single-institution experience [J]. Am J Clin Oncol, 2014,
37 (6): 585-91.

[73] STAHL M, RANFT A, PAULUSSEN M, et al. Risk of recur-
rence and survival after relapse in patients with Ewing sarcoma
[J]. Pediatric blood & cancer, 2011, 57 (4): 549-53.

[74] MISER J S, KINSELLA T J, TRICHE T J, et al. Ifosfamide
with mesna uroprotection and etoposide: an effective regimen
in the treatment of recurrent sarcomas and other tumors of chil-
dren and young adults [J]. Journal of clinical oncology: official
journal of the American Society of Clinical Oncology, 1987, 5
(8): 1191-8.

[75] VAN WINKLE P, ANGIOLILLO A, KRAILO M, et al. Ifos-
famide, carboplatin, and etoposide (ICE) reinduction che-
motherapy in a large cohort of children and adolescents with re-
current / refractory sarcoma: the Children's Cancer Group

（CCG） experience [J]. Pediatric blood & cancer，2005，44
（4）：338-47.

[76] NAVID F，WILLERT J R，MCCARVILLE M B，et al. Combi-
nation of gemcitabine and docetaxel in the treatment of children
and young adults with refractory bone sarcoma [J]. Cancer,
2008，113（2）：419-25.

[77] BERNSTEIN M L，DEVIDAS M，LAFRENIERE D，et al. In-
tensive therapy with growth factor support for patients with Ew-
ing tumor metastatic at diagnosis：Pediatric Oncology Group/
Children's Cancer Group Phase II Study 9457--a report from
the Children's Oncology Group [J]. Journal of clinical oncology：
official journal of the American Society of Clinical Oncology,
2006，24（1）：152-9.

[78] CASEY D A，WEXLER L H，MERCHANT M S，et al. Irino-
tecan and temozolomide for Ewing sarcoma：the Memorial
Sloan-Kettering experience [J]. Pediatric blood & cancer,
2009，53（6）：1029-34.

[79] HUNOLD A，WEDDELING N，PAULUSSEN M，et al. Topo-
tecan and cyclophosphamide in patients with refractory or re-
lapsed Ewing tumors [J]. Pediatric blood & cancer，2006，47
（6）：795-800.

[80] KUSHNER B H，KRAMER K，MEYERS P A，et al. Pilot
study of topotecan and high-dose cyclophosphamide for resis-
tant pediatric solid tumors [J]. Medical and pediatric oncology,
2000，35（5）：468-74.

[81] SAYLORS R L，3RD，STINE K C，SULLIVAN J，et al. Cy-
clophosphamide plus topotecan in children with recurrent or re-
fractory solid tumors：a Pediatric Oncology Group phase II
study [J]. Journal of clinical oncology：official journal of the
American Society of Clinical Oncology，2001，19（15）：
3463-9.

[82] WAGNER L M, CREWS K R, IACONO L C, et al. Phase I trial of temozolomide and protracted irinotecan in pediatric patients with refractory solid tumors [J]. Clin Cancer Res, 2004, 10 (3): 840-8.

[83] WAGNER L M, MCALLISTER N, GOLDSBY R E, et al. Temozolomide and intravenous irinotecan for treatment of advanced Ewing sarcoma [J]. Pediatric blood & cancer, 2007, 48 (2): 132-9.

[84] RACIBORSKA A, BILSKA K, DRABKO K, et al. Vincristine, irinotecan, and temozolomide in patients with relapsed and refractory Ewing sarcoma [J]. Pediatric blood & cancer, 2013, 60 (10): 1621-5.

[85] MCNALL-KNAPP R Y, WILLIAMS C N, REEVES E N, et al. Extended phase I evaluation of vincristine, irinotecan, temozolomide, and antibiotic in children with refractory solid tumors [J]. Pediatric blood & cancer, 2010, 54 (7): 909-15.

[86] BLANEY S, BERG S L, PRATT C, et al. A phase I study of irinotecan in pediatric patients: a pediatric oncology group study [J]. Clin Cancer Res, 2001, 7 (1): 32-7.

[87] FURMAN W L, STEWART C F, POQUETTE C A, et al. Direct translation of a protracted irinotecan schedule from a xenograft model to a phase I trial in children [J]. Journal of clinical oncology: official journal of the American Society of Clinical Oncology, 1999, 17 (6): 1815-24.

[88] MCGREGOR L M, STEWART C F, CREWS K R, et al. Dose escalation of intravenous irinotecan using oral cefpodoxime: a phase I study in pediatric patients with refractory solid tumors [J]. Pediatric blood & cancer, 2012, 58 (3): 372-9.

[89] OZAKI T, HILLMANN A, HOFFMANN C, et al. Significance of surgical margin on the prognosis of patients with Ewing's sarcoma. A report from the Cooperative Ewing's Sarcoma

Study [J]. Cancer, 1996, 78 (4): 892-900.

[90] IWAMOTO Y. Diagnosis and treatment of Ewing's sarcoma [J]. Jpn J Clin Oncol, 2007, 37 (2): 79-89.

[91] AVEDIAN R S, HAYDON R C, PEABODY T D. Multiplanar osteotomy with limited wide margins: a tissue preserving surgical technique for high-grade bone sarcomas [J]. Clin Orthop Relat Res, 2010, 468 (10): 2754-64.

[92] RUGGIERI P, ANGELINI A, MONTALTI M, et al. Tumours and tumour-like lesions of the hip in the paediatric age: a review of the Rizzoli experience [J]. Hip international: the journal of clinical and experimental research on hip pathology and therapy, 2009, 19 Suppl 6: S35-45.

[93] LIU C Y, YEN C C, CHEN W M, et al. Soft tissue sarcoma of extremities: the prognostic significance of adequate surgical margins in primary operation and reoperation after recurrence [J]. Ann Surg Oncol, 2010, 17 (8): 2102-11.

[94] MCKEE M D, LIU D F, BROOKS J J, et al. The prognostic significance of margin width for extremity and trunk sarcoma [J]. J Surg Oncol, 2004, 85 (2): 68-76.

[95] KANDEL R, COAKLEY N, WERIER J, et al. Surgical margins and handling of soft-tissue sarcoma in extremities: a clinical practice guideline [J]. Current oncology (Toronto, Ont), 2013, 20 (3): e247-54.

[96] LI J, GUO Z, PEI G X, et al. Limb salvage surgery for calcaneal malignancy [J]. J Surg Oncol, 2010, 102 (1): 48-53.

[97] LAURENCE V, PIERGA J Y, BARTHIER S, et al. Long-term follow up of high-dose chemotherapy with autologous stem cell rescue in adults with Ewing tumor [J]. Am J Clin Oncol, 2005, 28 (3): 301-9.

[98] WHELAN J, MCTIERNAN A, COOPER N, et al. Incidence and survival of malignant bone sarcomas in England 1979-2007

骨肿瘤

参考文献

[J]. International journal of cancer, 2012, 131（4）：E508-17.

[99] ESIASHVILI N，GOODMAN M，MARCUS R B，JR. Changes in incidence and survival of Ewing sarcoma patients over the past 3 decades：Surveillance Epidemiology and End Results data [J]. Journal of pediatric hematology/oncology，2008，30（6）：425-30.

[100] ELOMAA I，BLOMQVIST C P，SAETER G，et al. Five-year results in Ewing's sarcoma. The Scandinavian Sarcoma Group experience with the SSG IX protocol [J]. Eur J Cancer, 2000, 36（7）：875-80.

[101] HOFFMANN C，AHRENS S，DUNST J，et al. Pelvic Ewing sarcoma：a retrospective analysis of 241 cases [J]. Cancer, 1999, 85（4）：869-77.

[102] SUCATO D J，ROUGRAFF B，MCGRATH B E，et al. Ewing's sarcoma of the pelvis. Long-term survival and functional outcome [J]. Clin Orthop Relat Res，2000，373）：193-201.

[103] RöDL R W，HOFFMANN C，GOSHEGER G，et al. Ewing's sarcoma of the pelvis：combined surgery and radiotherapy treatment [J]. J Surg Oncol，2003，83（3）：154-60.

[104] GRONCHI A，LO VULLO S，COLOMBO C，et al. Extremity soft tissue sarcoma in a series of patients treated at a single institution：local control directly impacts survival [J]. Annals of surgery，2010，251（3）：506-11.

[105] SLUGA M，WINDHAGER R，LANG S，et al. A long-term review of the treatment of patients with Ewing's sarcoma in one institution [J]. Eur J Surg Oncol，2001，27（6）：569-73.

[106] LILJENQVIST U，LERNER T，HALM H，et al. En bloc spondylectomy in malignant tumors of the spine [J]. Eur Spine J，2008，17（4）：600-9.

[107] TALAC R，YASZEMSKI M J，CURRIER B L，et al. Rela-

tionship between surgical margins and local recurrence in sar-
comas of the spine [J]. Clin Orthop Relat Res, 2002, 397):
127-32.

[108] GHERLINZONI, F, PICCI P, BACCI G, et al, Limb spar-
ing versus amputation in osteosarcoma. Correlation between lo-
cal control, surgical margins and tumor necrosis: Istituto Riz-
zoli experience. Ann Oncol, 1992. 3 Suppl 2: p. S23-7.

[109] AKHAVAN A, BINESH F, HASHEMI A, et al. Clinico-
pathologic characteristics and outcome of childhood and ado-
lescent Ewing's sarcoma in center of Iran [J]. Iranian journal of
pediatric hematology and oncology, 2014, 4 (3): 97-102.

[110] HONG A M, MILLINGTON S, AHERN V, et al. Limb pres-
ervation surgery with extracorporeal irradiation in the manage-
ment of malignant bone tumor: the oncological outcomes of
101 patients [J]. Ann Oncol, 2013, 24 (10): 2676-80.

[111] KUTLUK M T, YALçIN B, AKYüZ C, et al. Treatment re-
sults and prognostic factors in Ewing sarcoma [J]. Pediatric he-
matology and oncology, 2004, 21 (7): 597-610.

[112] PéREZ-MUñOZ I, GRIMER R J, SPOONER D, et al. Use
of tissue expander in pelvic Ewing's sarcoma treated with ra-
diotherapy [J]. Eur J Surg Oncol, 2014, 40 (2): 197-201.

[113] ARPACI E, YETISYIGIT T, SEKER M, et al. Prognostic
factors and clinical outcome of patients with Ewing's sarcoma
family of tumors in adults: multicentric study of the Anatolian
Society of Medical Oncology [J]. Medical oncology (North-
wood, London, England), 2013, 30 (1): 469.

[114] MARULANDA G A, HENDERSON E R, JOHNSON D A,
et al. Orthopedic surgery options for the treatment of primary
osteosarcoma [J]. Cancer control: journal of the Moffitt Cancer
Center, 2008, 15 (1): 13-20.

[115] MAVROGENIS A F, ABATI C N, ROMAGNOLI C, et al.

Similar survival but better function for patients after limb salvage versus amputation for distal tibia osteosarcoma [J]. Clin Orthop Relat Res, 2012, 470 (6): 1735-48.

[116] SCHRAGER J, PATZER R E, MINK P J, et al. Survival outcomes of pediatric osteosarcoma and Ewing's sarcoma: a comparison of surgery type within the SEER database, 1988-2007 [J]. Journal of registry management, 2011, 38 (3): 153-61.

[117] POSTMA A, KINGMA A, DE RUITER J H, et al. Quality of life in bone tumor patients comparing limb salvage and amputation of the lower extremity [J]. J Surg Oncol, 1992, 51 (1): 47-51.

[118] MALEK F, SOMERSON J S, MITCHEL S, et al. Does limb-salvage surgery offer patients better quality of life and functional capacity than amputation? [J]. Clin Orthop Relat Res, 2012, 470 (7): 2000-6.

[119] MEI J, ZHU X Z, WANG Z Y, et al. Functional outcomes and quality of life in patients with osteosarcoma treated with amputation versus limb-salvage surgery: a systematic review and meta-analysis [J]. Archives of orthopaedic and trauma surgery, 2014, 134 (11): 1507-16.

[120] OTTAVIANI G, ROBERT R S, HUH W W, et al. Sociooccupational and physical outcomes more than 20 years after the diagnosis of osteosarcoma in children and adolescents: limb salvage versus amputation [J]. Cancer, 2013, 119 (20): 3727-36.

[121] AKSNES L H, BAUER H C, JEBSEN N L, et al. Limb-sparing surgery preserves more function than amputation: a Scandinavian sarcoma group study of 118 patients [J]. The Journal of bone and joint surgery British volume, 2008, 90 (6): 786-94.

[122] KOUDELOVá J, KUNESOVá M, KOUDELA K, JR., et al. [Peripheral primitive neuroectodermal tumor -- PNET] [J]. Acta chirurgiae orthopaedicae et traumatologiae Cechoslovaca, 2006, 73 (1): 39-44.

[123] MASROUHA K Z, MUSALLAM K M, SAMRA A B, et al. Correlation of non -mass-like abnormal MR signal intensity with pathological findings surrounding pediatric osteosarcoma and Ewing's sarcoma [J]. Skeletal Radiol, 2012, 41 (11): 1453-61.

[124] SANFORD Z, ISRAELSEN S, SEHGAL R, et al. Atypical growth on MRI in a case of Ewing's sarcoma despite lower SUV on PET [J]. Skeletal Radiol, 2014, 43 (6): 819-25.

[125] BORKOWSKI P, PAWLIKOWSKI M, SKALSKI K. Expandable Non-invasive Prostheses - an Alternative to Pediatric Patients with Bone Sarcoma [J]. Conference proceedings: Annual International Conference of the IEEE Engineering in Medicine and Biology Society IEEE Engineering in Medicine and Biology Society Annual Conference, 2005, 2005: 4056-9.

[126] MUSCOLO D L, AYERZA M A, APONTE-TINAO L A, et al. Partial epiphyseal preservation and intercalary allograft reconstruction in high-grade metaphyseal osteosarcoma of the knee [J]. J Bone Joint Surg Am, 2004, 86 (12): 2686-93.

[127] BERNTHAL N M, GREENBERG M, HEBERER K, et al. What are the functional outcomes of endoprosthestic reconstructions after tumor resection? [J]. Clin Orthop Relat Res, 2015, 473 (3): 812-9.

[128] GEBERT C, WESSLING M, HOFFMANN C, et al. Hip transposition as a limb salvage procedure following the resection of periacetabular tumors [J]. J Surg Oncol, 2011, 103 (3): 269-75.

[129] NATARAJAN M V, CHANDRA BOSE J, VISWANATH J,

骨肿瘤

参考文献

et al. Custom prosthetic replacement for distal radial tumours [J]. Int Orthop, 2009, 33 (4): 1081-4.

[130] PURI A, GULIA A. The results of total humeral replacement following excision for primary bone tumour [J]. The Journal of bone and joint surgery British volume, 2012, 94 (9): 1277-81.

[131] PURI A, GULIA A, CHAN W H. Functional and oncologic outcomes after excision of the total femur in primary bone tumors: Results with a low cost total femur prosthesis [J]. Indian journal of orthopaedics, 2012, 46 (4): 470-4.

[132] CAMPANACCI D A, PUCCINI S, CAFF G, et al. Vascularised fibular grafts as a salvage procedure in failed intercalary reconstructions after bone tumour resection of the femur [J]. Injury, 2014, 45 (2): 399-404.

[133] HU Y C, JI J T, LUN D X. Intraoperative microwave inactivation in-situ of malignant tumors in the scapula [J]. Orthopaedic surgery, 2011, 3 (4): 229-35.

[134] RABITSCH K, MAURER-ERTL W, PIRKER-FRüHAUF U, et al. Intercalary reconstructions with vascularised fibula and allograft after tumour resection in the lower limb [J]. Sarcoma, 2013, 2013: 160295.

[135] MORAN M, STALLEY P D. Reconstruction of the proximal humerus with a composite of extracorporeally irradiated bone and endoprosthesis following excision of high grade primary bone sarcomas [J]. Archives of orthopaedic and trauma surgery, 2009, 129 (10): 1339-45.

[136] BACCI G, PICCI P, GHERLINZONI F, et al. Localized Ewing's sarcoma of bone: ten years' experience at the Istituto Ortopedico Rizzoli in 124 cases treated with multimodal therapy [J]. European journal of cancer & clinical oncology, 1985, 21 (2): 163-73.

[137] OBERLIN O, PATTE C, DEMEOCQ F, et al. The response to initial chemotherapy as a prognostic factor in localized Ewing's sarcoma [J]. European journal of cancer & clinical oncology, 1985, 21 (4): 463-7.

[138] PILEPICH M V, VIETTI T J, NESBIT M E, et al. Ewing's sarcoma of the vertebral column [J]. Int J Radiat Oncol Biol Phys, 1981, 7 (1): 27-31.

[139] WILKINS R M, PRITCHARD D J, BURGERT E O, JR., et al. Ewing's sarcoma of bone. Experience with 140 patients [J]. Cancer, 1986, 58 (11): 2551-5.

[140] HIMELSTEIN B P, DORMANS J P. Malignant bone tumors of childhood [J]. Pediatric Clinics of North America, 1996, 43 (4): 967-84.

[141] VOGIN G, HELFRE S, GLORION C, et al. Local control and sequelae in localised Ewing tumours of the spine: a French retrospective study [J]. Eur J Cancer, 2013, 49 (6): 1314-23.

[142] PHILLIPS R F, HIGINBOTHAM N L. The curability of Ewing's endothelioma of bone in children [J]. The Journal of pediatrics, 1967, 70 (3): 391-7.

[143] ROSEN G. Current management of Ewing's sarcoma [J]. Progress in clinical cancer, 1982, 8 (267-82.

[144] INDELICATO D J, KEOLE S R, SHAHLAEE A H, et al. Spinal and paraspinal Ewing tumors [J]. Int J Radiat Oncol Biol Phys, 2010, 76 (5): 1463-71.

[145] MUKHERJEE D, CHAICHANA K L, GOKASLAN Z L, et al. Survival of patients with malignant primary osseous spinal neoplasms: results from the Surveillance, Epidemiology, and End Results (SEER) database from 1973 to 2003 [J]. Journal of neurosurgery Spine, 2011, 14 (2): 143-50.

[146] RAZEK A, PEREZ C A, TEFFT M, et al. Intergroup Ew-

ing's Sarcoma Study： local control related to radiation dose，volume，and site of primary lesion in Ewing's sarcoma [J]. Cancer，1980，46（3）：516-21.

[147] ROSEN G，CAPARROS B，NIRENBERG A，et al. Ewing's sarcoma： ten-year experience with adjuvant chemotherapy [J]. Cancer，1981，47（9）：2204-13.

[148] SHARAFUDDIN M J，HADDAD F S，HITCHON P W，et al. Treatment options in primary Ewing's sarcoma of the spine： report of seven cases and review of the literature [J]. Neurosurgery，1992，30（4）：610-8；discussion 8-9.

[149] MARCO R A，GENTRY J B，RHINES L D，et al. Ewing's sarcoma of the mobile spine [J]. Spine（Phila Pa 1976），2005，30（7）：769-73.

[150] HESS T，KRAMANN B，SCHMIDT E，et al. Use of preoperative vascular embolisation in spinal metastasis resection [J]. Archives of orthopaedic and trauma surgery，1997，116（5）：279-82.

[151] RADELEFF B，EIERS M，LOPEZ-BENITEZ R，et al. Transarterial embolization of primary and secondary tumors of the skeletal system [J]. Eur J Radiol，2006，58（1）：68-75.

[152] 林俊，邱贵兴，吴志宏. 脊柱原发性尤文氏肉瘤的治疗进展 [J]. 中国骨与关节外科，2010，3（03）：245-9.

[153] GRUBB，M.R.，CURRIER BL，PRITCHARD DJ，et al.，Primary Ewing's sarcoma of the spine [J]. Spine（Phila Pa 1976），1994，19（3）：309-13.

[154] TOMITA K，KAWAHARA N，KOBAYASHI T，et al. Surgical strategy for spinal metastases [J]. Spine（Phila Pa 1976），2001，26（3）：298-306.

[155] BORIANI S，AMENDOLA L，CORGHI A，et al. Ewing's sarcoma of the mobile spine [J]. European review for medical and pharmacological sciences，2011，15（7）：831-9.

[156] 李晓，郭卫，杨荣利，等.脊柱原发尤文家族肿瘤的治疗及预后 [J].中国脊柱脊髓杂志，2014，24（02）：127-32.

[157] YAMAZAKI T，MCLOUGHLIN G S，PATEL S，et al. Feasibility and safety of en bloc resection for primary spine tumors：a systematic review by the Spine Oncology Study Group [J]. Spine（Phila Pa 1976），2009，34（22 Suppl）：S31-8.

[158] BORIANI S，BANDIERA S，DONTHINENI R，et al. Morbidity of en bloc resections in the spine [J]. Eur Spine J，2010，19（2）：231-41.

[159] BACCI G，TONI A，AVELLA M，et al. Long-term results in 144 localized Ewing's sarcoma patients treated with combined therapy [J]. Cancer，1989，63（8）：1477-86.

[160] PATEL S R. Radiation-induced sarcoma [J]. Curr Treat Options Oncol，2000，1（3）：258-61.

[161] STRONG L C，HERSON J，OSBORNE B M，et al. Risk of radiation-related subsequent malignant tumors in survivors of Ewing's sarcoma [J]. J Natl Cancer Inst，1979，62（6）：1401-6.

[162] TUCKER M A，D'ANGIO G J，BOICE J D，JR.，et al. Bone sarcomas linked to radiotherapy and chemotherapy in children [J]. N Engl J Med，1987，317（10）：588-93.

[163] MACBETH F. Radiation myelitis and thoracic radiotherapy：evidence and anecdote [J]. Clinical oncology（Royal College of Radiologists（Great Britain）），2000，12（5）：333-4.

[164] MARANZANO E，BELLAVITA R，FLORIDI P，et al. Radiation-induced myelopathy in long-term surviving metastatic spinal cord compression patients after hypofractionated radiotherapy：a clinical and magnetic resonance imaging analysis [J]. Radiotherapy and oncology：journal of the European Society for Therapeutic Radiology and Oncology，2001，60（3）：281-8.

[165] WARSCOTTE L, DUPREZ T, LONNEUX M, et al. Concurrent spinal cord and vertebral bone marrow radionecrosis 8 years after therapeutic irradiation [J]. Neuroradiology, 2002, 44 (3): 245-8.

[166] KUTTESCH J F, JR., WEXLER L H, MARCUS R B, et al. Second malignancies after Ewing's sarcoma: radiation dose-dependency of secondary sarcomas [J]. Journal of clinical oncology: official journal of the American Society of Clinical Oncology, 1996, 14 (10): 2818-25.

[167] MAYFIELD J K. Postradiation spinal deformity [J]. Orthop Clin North Am, 1979, 10 (4): 829-44.

[168] TELLES N C, RABSON A S, POMEROY T C. Ewing's sarcoma: an autopsy study [J]. Cancer, 1978, 41 (6): 2321-9.

[169] ALBERT T J, VACARRO A. Postlaminectomy kyphosis [J]. Spine (Phila Pa 1976), 1998, 23 (24): 2738-45.

[170] HERMAN J M, SONNTAG V K. Cervical corpectomy and plate fixation for postlaminectomy kyphosis [J]. J Neurosurg, 1994, 80 (6): 963-70.

[171] SHIKATA J, YAMAMURO T, SHIMIZU K, et al. Combined laminoplasty and posterolateral fusion for spinal canal surgery in children and adolescents [J]. Clin Orthop Relat Res, 1990, 259): 92-9.

[172] DE JONGE T, SLULLITEL H, DUBOUSSET J, et al. Late-onset spinal deformities in children treated by laminectomy and radiation therapy for malignant tumours [J]. Eur Spine J, 2005, 14 (8): 765-71.

[173] LONSTEIN J E. Post-laminectomy kyphosis [J]. Clin Orthop Relat Res, 1977, 128): 93-100.

[174] OTSUKA N Y, HEY L, HALL J E. Postlaminectomy and postirradiation kyphosis in children and adolescents [J]. Clin

Orthop Relat Res，1998，354）：189-94.

[175] ZANG J，GUO W，QU H Y. [Ewing's sarcoma of the pelvis：treatment results of 31 patients] [J]. Zhonghua Wai Ke Za Zhi，2012，50（6）：524-8.

[176] DUBOIS S G，KRAILO M D，GEBHARDT M C，et al. Comparative evaluation of local control strategies in localized Ewing sarcoma of bone：a report from the Children's Oncology Group [J]. Cancer，2015，121（3）：467-75.

[177] FRASSICA F J，FRASSICA D A，PRITCHARD D J，et al. Ewing sarcoma of the pelvis. Clinicopathological features and treatment [J]. J Bone Joint Surg Am，1993，75（10）：1457-65.

[178] EVANS R G，NESBIT M E，GEHAN E A，et al. Multimodal therapy for the management of localized Ewing's sarcoma of pelvic and sacral bones：a report from the second intergroup study [J]. Journal of clinical oncology：official journal of the American Society of Clinical Oncology，1991，9（7）：1173-80.

[179] BISWAS B，RASTOGI S，KHAN S A，et al. Outcomes and prognostic factors for Ewing-family tumors of the extremities [J]. J Bone Joint Surg Am，2014，96（10）：841-9.

[180] SEKER M M，KOS T，OZDEMIR N，et al. Treatment and outcomes of Ewing sarcoma in Turkish adults：a single centre experience [J]. Asian Pacific journal of cancer prevention：APJCP，2014，15（1）：327-30.

[181] RACIBORSKA A，BILSKA K，RYCHLOWSKA-PRUSZYNSKA M，et al. Internal hemipelvectomy in the management of pelvic Ewing sarcoma - are outcomes better than with radiation therapy? [J]. Journal of pediatric surgery，2014，49（10）：1500-4.

[182] KUSHNER B H，MEYERS P A，GERALD W L，et al.

Very-high-dose short-term chemotherapy for poor-risk peripheral primitive neuroectodermal tumors, including Ewing's sarcoma, in children and young adults [J]. Journal of clinical oncology: official journal of the American Society of Clinical Oncology, 1995, 13 (11): 2796-804.

[183] PAULUSSEN M, AHRENS S, CRAFT A W, et al. Ewing's tumors with primary lung metastases: survival analysis of 114 (European Intergroup) Cooperative Ewing's Sarcoma Studies patients [J]. Journal of clinical oncology: official journal of the American Society of Clinical Oncology, 1998, 16 (9): 3044-52.

[184] ENNEKING W F, DUNHAM W K. Resection and reconstruction for primary neoplasms involving the innominate bone [J]. J Bone Joint Surg Am, 1978, 60 (6): 731-46.

[185] HUGATE, R.J. AND F.H. Sim, Pelvic reconstruction techniques [J]. Orthop Clin North Am, 2006, 37 (1): 85-97.

[186] JOHNSON J T. Reconstruction of the pelvic ring following tumor resection [J]. J Bone Joint Surg Am, 1978, 60 (6): 747-51.

[187] GUO W, LI D, TANG X, et al. Reconstruction with modular hemipelvic prostheses for periacetabular tumor [J]. Clin Orthop Relat Res, 2007, 461 (180-8.

[188] JI T, GUO W, YANG R L, et al. Modular hemipelvic endoprosthesis reconstruction --experience in 100 patients with mid-term follow-up results [J]. Eur J Surg Oncol, 2013, 39 (1): 53-60.

[189] ABOULAFIA A J, BUCH R, MATHEWS J, et al. Reconstruction using the saddle prosthesis following excision of primary and metastatic periacetabular tumors [J]. Clin Orthop Relat Res, 1995, 314): 203-13.

[190] HARRINGTON K D. The use of hemipelvic allografts or auto-

claved grafts for reconstruction after wide resections of malignant tumors of the pelvis [J]. J Bone Joint Surg Am，1992，74（3）：331-41.

[191] SATCHER R L，JR.，O'DONNELL R J，JOHNSTON J O. Reconstruction of the pelvis after resection of tumors about the acetabulum [J]. Clin Orthop Relat Res，2003，409）：209-17.

[192] SYS G，UYTTENDAELE D，POFFYN B，et al. Extracorporeally irradiated autografts in pelvic reconstruction after malignant tumour resection [J]. Int Orthop，2002，26（3）：174-8.

[193] WAFA H，GRIMER R J，JEYS L，et al. The use of extracorporeally irradiated autografts in pelvic reconstruction following tumour resection [J]. Bone Joint J，2014，96-b（10）：1404-10.

[194] LAFFOSSE J M，POURCEL A，REINA N，et al. Primary tumor of the periacetabular region：resection and reconstruction using a segmental ipsilateral femur autograft [J]. Orthop Traumatol Surg Res，2012，98（3）：309-18.

[195] BELL R S，DAVIS A M，WUNDER J S，et al. Allograft reconstruction of the acetabulum after resection of stage-IIB sarcoma. Intermediate-term results [J]. J Bone Joint Surg Am，1997，79（11）：1663-74.

[196] DELLOYE C，DE NAYER P，ALLINGTON N，et al. Massive bone allografts in large skeletal defects after tumor surgery：a clinical and microradiographic evaluation [J]. Archives of orthopaedic and trauma surgery，1988，107（1）：31-41.

[197] LANGLAIS F，LAMBOTTE J C，THOMAZEAU H. Long-term results of hemipelvis reconstruction with allografts [J]. Clin Orthop Relat Res，2001，388）：178-86.

骨肿瘤

参考文献

[198] OZAKI T, HILLMANN A, BETTIN D, et al. High complication rates with pelvic allografts. Experience of 22 sarcoma resections [J]. Acta orthopaedica Scandinavica, 1996, 67 (4): 333-8.

[199] WANG W, WANG Y, BI W, et al. [Allogeneic bone transplantation for pelvic reconstruction of large skeletal defects after tumor resection] [J]. Zhongguo xiu fu chong jian wai ke za zhi = Zhongguo xiufu chongjian waike zazhi = Chinese journal of reparative and reconstructive surgery, 2014, 28 (3): 331-4.

[200] DELLOYE C, BANSE X, BRICHARD B, et al. Pelvic reconstruction with a structural pelvic allograft after resection of a malignant bone tumor [J]. J Bone Joint Surg Am, 2007, 89 (3): 579-87.

[201] CLEMENS M W, CHANG E I, SELBER J C, et al. Composite extremity and trunk reconstruction with vascularized fibula flap in postoncologic bone defects: a 10-year experience [J]. Plast Reconstr Surg, 2012, 129 (1): 170-8.

[202] 范宏斌, 王臻, 郭征, 等. 经 "Y" 型软骨截骨髋臼挽救术治疗儿童和青少年 Type Ⅱ 型骨盆尤文肉瘤 [J]. 中华骨科杂志, 2014, 34 (04): 460-5.

[203] FU J, GUO Z, WANG Z, et al. [Treatment of pelvic Ewing's sarcoma in children and the effect on the skeletal growth and development] [J]. Zhonghua zhong liu za zhi Chinese journal of oncology, 2012, 34 (12): 927-31.

[204] TOMITA K. [Reconstruction of the pelvic ring based on classification following resection of bone tumors] [J]. Gan to kagaku ryoho Cancer & chemotherapy, 1988, 15 (4 Pt 2-3): 1521-7.

[205] PURI A, PRUTHI M, GULIA A. Outcomes after limb sparing resection in primary malignant pelvic tumors [J]. Eur J

Surg Oncol, 2014, 40（1）: 27-33.

[206] SHIN K H, ROUGRAFF B T, SIMON M A. Oncologic outcomes of primary bone sarcomas of the pelvis [J]. Clin Orthop Relat Res, 1994, 304）: 207-17.

[207] WONG K C, KUMTA S M, CHIU K H, et al. Precision tumour resection and reconstruction using image-guided computer navigation [J]. The Journal of bone and joint surgery British volume, 2007, 89（7）: 943-7.

[208] WONG K C, KUMTA S M, CHIU K H, et al. Computer assisted pelvic tumor resection and reconstruction with a custom-made prosthesis using an innovative adaptation and its validation [J]. Computer aided surgery: official journal of the International Society for Computer Aided Surgery, 2007, 12（4）: 225-32.

[209] 张涌泉. 计算机导航辅助髋臼肿瘤切除与个体化定制假体重建的临床应用研究 [D]；第四军医大学，2013: 102.

[210] LI D, GUO W, TANG X, et al. Surgical classification of different types of en bloc resection for primary malignant sacral tumors [J]. Eur Spine J, 2011, 20（12）: 2275-81.

[211] BEADEL G P, MCLAUGHLIN C E, ALJASSIR F, et al. Iliosacral resection for primary bone tumors: is pelvic reconstruction necessary? [J]. Clin Orthop Relat Res, 2005, 438: 22-9.

[212] 樊代明. 整合肿瘤学·临床卷[M]. 北京：科学出版社，2021.

[213] 樊代明. 整合肿瘤学·基础卷[M]. 西安：世界图书出版西安有限公司，2021.

骨
肿
瘤

参
考
文
献

215